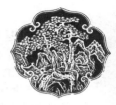

农村医疗保健丛书

乡村常用小单方

（修订版）

刘光瑞　刘少林　编著

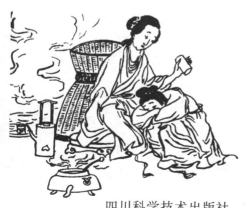

四川科学技术出版社

图书在版编目（CIP）数据

乡村常用小单方/刘光瑞等编著.—成都：四川科学技术出版社，2010.12（2023.1重印）

（农村医疗保健丛书）

ISBN 978-7-5364-6288-5

Ⅰ．乡…Ⅱ．刘…Ⅲ．单方（中药）–汇编Ⅳ．R289.5

中国版本图书馆CIP数据核字(2010)第009825号

农村医疗保健丛书

乡村常用小单方（修订版）

编　　著　刘光瑞　刘少林

出 品 人　程佳月

责任编辑　李迎军

封面设计　吴　强

责任出版　欧晓春

出版发行　四川科学技术出版社
　　　　　成都市锦江区三色路238号　邮政编码 610023
　　　　　官方微博 http://weibo.com/sckjcbs
　　　　　官方微信公众号 sckjcbs
　　　　　传真 028-86361756

成品尺寸　130 mm × 185 mm

印　　张　8.25　字数　170　千

印　　刷　成都博众印务有限公司

版　　次　2010年10月第3版

印　　次　2023年1月第6次印刷

定　　价　88.00元

ISBN 978-7-5364-6288-5

邮　　购：成都市锦江区三色路238号新华之星A座25层　邮政编码：610023

电　　话：028-86361770

编写说明

　　《农村医疗保健丛书》是一套针对"农家书屋"专门编写的丛书,是四川科学技术出版社组织多家医药院校及各基层医务工作者倾力打造的精品图书。

　　本丛书共分5个系列,分别是"乡村草医草药系列"、"看图学推拿系列"、"孕产知识系列"、"医学科普系列"、"常见病用药知识系列"。共计五十多种图书。

　　本丛书内容的编写突出实用性和通俗性,其开本、装帧、定价均强调适合农村特点,做到让农民买得起、看得懂、用得上。为减轻和解除农民朋友因病致贫、因病返贫的现状贡献一份力量。希望本丛书能够成为农民朋友的良师益友。

四川科学技术出版社

2008 年 5 月

作者简介

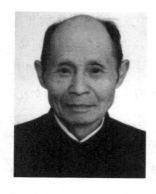

刘少林　中医研究员,世医之后,业医 50 余年,重庆中医少林堂创始人。擅长眩晕、脾胃病的治疗及刺血术。创立重庆神农中医药研究所,从事中医药理论研究及中医药保健产品的开发。历任重庆神农中医药研究所董事长、《实用中医药杂志社》编委、中华全国中医学会重庆分会理事等职。

作者简介

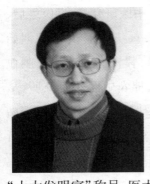

　　刘光瑞　中医副研究员,幼年随父习医,擅长中医药民间绝技的研究。发明创新获世界大奖4项,国内科技奖、发明奖28项。热爱中医药文化,创办了中国民间医药博物馆。拥有数万册古籍医书,获重庆市"十大藏书家"称号,创新专利数十项,获重庆市"十大发明家"称号,医术独特、医风淳朴,获重庆市"名中医"称号。

　　历任四川省基层卫生协会委员、重庆神农中医药研究所所长、重庆科普作协理事等职。

龚　序

　　人们用草药治病已有 2000 多年的历史,在不断探索和总结中,积累了丰富的临床经验,成为祖国医药学的重要组成部分,为促进人类健康做出了积极贡献。在现代医学高度发达的今天,因草药治疗某些常见病、多发病、杂证而体现出的"简、便、效、廉"等特点,深受广大百姓的欢迎。运用草药或单验方治病,贵在药证相符。常言道:"千方易学,一效难求",讲的就是对单验方的运用也要讲究辩证法,不能一概而论。在中医药理论指导下,恰如其分地使用草药或单验方,就能收到满意疗效;如果生搬硬套,不分青红皂白地盲目寄希望于一药一方,则可能贻误病机,造成不良后果。这是医者和患者都要引起注意的。

　　《农村医疗保健丛书》中的《乡村常用小单方》等书,共介绍草药单、验方万余种,针对常见病的预防、治疗和康复,有较好的疗效。作者长期从事民间草药的临床运用和研究,颇有心得体会。本丛书有一定的实用价值,值得基层医务人员参考、借鉴。这也是原著者的最初愿望和目的。

重庆市卫生局　副局长
重庆市基层卫生协会　会长　　**龚　智**
2007 年 4 月 29 日

罗　序

历经"神农氏尝百草"和千百年临床实践检验的中医药,不仅是中华民族优秀文化遗产的重要组成部分,也是人类医学宝库中的精华。在中医药成长、发展的历史长河中,源远流长的民间中草药,既为这一文化遗产的形成作出了重要贡献,也成了这一精华的重要组成部分。其中,扎根于民间、汲取民间中医药的丰富营养而成长,又踏遍千山万水探究中草药并结合临床实践而撰写《本草纲目》的李时珍,就是杰出的代表人物。《本草纲目》广泛记述和介绍了以草木类植物为主体的中草药,遍及其形态、生长、栽培、采集、炮制和性味、功能、疾病防治、配伍禁忌等方面的论述和评价,可谓集大成之作,至今仍在中医药研究和临床实践上发挥着巨大作用,在国内外产生着深远影响。

重庆中医少林堂名医刘光瑞君,出身中草医世家,自幼耳濡目染,深得家传衣钵,临床善于运用中草药及家传绝技诊治疾病,学验俱丰;诊余又喜广集博采历代民间效显功卓之中草药验方、单方,乐此不倦。今乃以其多年所验、所集,撰成《乡村常用小单方》付梓,既光先人之遗志,又承古圣之伟业,实当代巴渝杏林之佳话也。

粗览本书,搜罗广远、内容丰富,内外兼备、医药结合、纲目井然、简明适用,既是广大基层医生的良师益友,更是解决当前农村缺医少药现状的救助指南,其于研究和发展中草医与中草药的临床应用价值及深远影响,实不可低估也!

《实用中医药杂志》常务主编、编审

罗荣汉

2007 年 4 月 20 日于重庆医科大学中医药学院

前　言

　　小单方有十分重要的作用,它具有药源广泛、取材容易、服用简便、花钱不多、疗效神奇等优点,深受群众喜爱。

　　小单方历史悠久,源远流长,它出自于民间、运用于民间、发展于民间、流传于民间。目前,民间流传的小单方颇多,为使小单方更好地造福人民,我们父子走访了24个省、市、自治区的部分县、镇及深圳特区的民间医生和持有秘验单方的群众共200多人,在相互交流、总结经验的基础上收集和整理出这本《乡村常用小单方》作为《农村医疗保健丛书》之一种出版。

　　本书共收录了数百个小单方。在选录过程中,我们力求做到药名统一,剂量适度,主治分明,解释清楚,取材方便,疗效显著。常言道:"小小单方治大病",有时候花几分钱就能治好多年顽疾。只要对症选方,准确应用,必定能收到良效。

　　本书介绍的小单方适用于小伤小病及慢性病治疗时参考,若遇大病及急重症,需到医院救治,不可自行用药,以免贻误病情。

限于著者文化水平,书中不足之处,希望同道和读者多加指

正。

刘光瑞　刘少林
重庆中医少林堂
重庆市神农中医药研究所
中国民间医药博物馆
重庆市渝中区枇杷山正街 101 号
电话:023 - 63528755
传真:023 - 63527067
邮编:400013

目　　录

第一章 急 救

一、中 毒

单方：胆矾

[**异名**] 君石、黑石、石液、翠胆矾、蓝矾。

[**主治**] 中毒。

[**用量**] 6克。

[**用法**] 将胆矾研细末，用水冲服。如果患者昏迷，可撬口灌之，催吐。

[**性味**] 酸、辛，寒；有毒。

[**归经**] 归肝、胆经。

[**功效**] 有催吐、祛腐、解毒等功效。

[**解释**] 不同的毒物中毒，其症状各不相同。总的来说，本品能早期催吐解毒。

单方：萝卜

[**异名**] 莱菔、秦菘、土酥、萝白。

[**主治**] 食物中毒。

[**用量**] 500克。

注：本书急救中各种单方仅用于轻症，若为重症，应急送医院配合西医抢救的综合措施。

[**用法**] 将萝卜捣烂取汁,每次服 1 小碗。

[**性味**] 辛、甘,凉。

[**归经**] 归胃、肺经。

[**功效**] 有解毒、消食、顺气、化痰、散瘀、利尿、止渴、补虚等功效。

[**解释**] 因误吃变质食物或有毒食物,出现吐利、烦躁不安、腹痛等。本品能解毒消食。

单方:甘草

[**主治**] 各种药物中毒。

[**用量**] 3 克。

[**用法**] 将甘草用水煎服或切细嚼服。

[**性味**] 甘,平。

[**归经**] 归十二经脉。

[**功效**] 有益气补中、清热解毒、缓急止痛、调和百药等功效。

[**解释**] 因误服各种有毒或变质药物,出现恶心呕吐、四肢无力等。本品能清热解毒,缓解药性。

单方:羊乳

[**主治**] 蜘蛛毒。

[**用量**] 数滴。

[**用法**] 将新鲜羊乳搽于患处。

[**功效**] 有清热解毒,消肿凉血之功效。

[**解释**] 因蜘蛛泻毒于人体皮肤,出现皮肤红肿、热痛等症状,本品能清热解毒。

单方:绿豆

[**主治**]　各种急性无名中毒。

[**用量**]　30 克。

[**用法**]　将绿豆研末或生吞服。

[**性味**]　甘,寒。

[**归经**]　归心、胃经。

[**功效**]　有清热解暑、解毒等功效。

[**解释**]　因误吃了各种有毒物或吸入外来毒气而出现昏迷,本品能解毒急救。

单方:大蒜头

[**主治**]　铅中毒。

[**用量**]　10 克。

[**用法**]　将大蒜头捣烂冲水服。

[**性味**]　苦,温。

[**归经**]　归胃、大肠经。

[**功效**]　有解毒、杀虫的功效。

[**解释**]　对于铅中毒所致的脸色苍白、四肢无力等,本品可解毒攻邪。

单方:白扁豆

[**异名**]　扁豆、小刀豆、茶豆、藤豆等。

[**主治**]　砒霜毒。

[**用量**]　3 克。

[**用法**]　将白扁豆研细末,冷水调下。

[**性味**]　甘,平。

[**归经**]　归脾、胃经。

[**功效**]　有健脾和中、消暑化湿之功,可解一切草木之毒。

　　[**解释**]　因服用砒霜中毒,出现呼吸困难、胸痛,严重者可出现休克。本品能解毒和中。

单方:樟脑

　　[**异名**]　油脑、脑子、树脑等。

　　[**主治**]　酒精中毒。

　　[**用量**]　100毫克。

　　[**用法**]　将樟脑研细末,调水服。

　　[**性味**]　辛,热。

　　[**归经**]　归心、脾经。

　　[**功效**]　有通窍杀虫、止痛除腻等功效。

　　[**解释**]　因服酒精过量,出现神昏休克、脸色苍白、呕吐恶心等。本品能通窍解毒。

二、中　暑

单方:食盐

　　[**主治**]　中暑。

　　[**用量**]　50克。

　　[**用法**]　用食盐搓揉患者手、足、胁、胸、背处。擦出红点为度,觉轻松即愈。

　　[**性味**]　咸,寒。

　　[**归经**]　归胃、肾、大肠、小肠经。

　　[**功效**]　有清火凉血、解毒涌吐等功效。

　　[**解释**]　因感受暑邪而突然发生急性病症,出现昏迷不醒、四肢抽搐时,首先应将患者移至凉爽通风处,再用本品清暑、

解热。

单方：大蒜

[异名]　胡蒜、独蒜、独头蒜。
[主治]　中暑昏倒。
[用量]　2 个。
[用法]　将大蒜捣烂,用开水灌服。
[性味]　辛,温。
[归经]　归脾、胃、肺经。
[功效]　有行滞气、暖脾胃、解毒杀虫等功效。
[解释]　因夏季高热致中暑,出现中暑昏倒、不省人事。
本品能救逆回阳、醒神宁志。

单方：生藕

[异名]　莲藕。
[主治]　中暑腹痛。
[用量]　500 克。
[用法]　将生藕捣汁灌服。
[性味]　甘,寒。
[归经]　归心、脾、胃经。
[功效]　有清热、凉血、散瘀等功效。
[解释]　夏季炎热致中暑,出现神志不清、腹部隐痛。本
品能消暑止痛、清热除烦。

单方：生扁豆叶

[异名]　白扁豆叶。
[主治]　中暑。
[用量]　100 克。

[用法]　将生扁豆叶捣汁,冲开水服。

[性味]　甘、平。

[归经]　归胃、脾经。

[功效]　有消暑解毒、补脾和胃、除湿止泻等功效。

[解释]　因夏季炎热,感于暑邪而发生急性中暑,出现突然昏倒、不省人事、身热烦躁、气喘不语。本品能解热消暑。

单方:绿豆

[主治]　夏季中暑。

[用量]　50 克。

[用法]　用绿豆煎汤服。

[性味]　甘,寒。

[归经]　归心、胃经。

[功效]　有清涤暑热的作用。

[解释]　因夏季高热致中暑,出现精神不振、神不守舍、昏昏欲睡。本品能清热消暑。

单方:石膏

[异名]　寒水石、白虎、细石、软石膏等。

[主治]　中暑发热。

[用量]　50 克。

[用法]　将石膏加冰片 0.6 克,共研细末,每次服 1.5 克,开水送服,一天 3 次。

[性味]　辛、甘、寒。

[归经]　归肺、胃经。

[功效]　有解肌清热、除烦止渴功效,治壮热不退、心烦神昏、中暑自汗等。

[解释]　因夏季炎热,感于暑邪而发生的急性中暑,可见

五心烦热、大汗淋漓、烦躁不安等。本品能清热除烦。

三、烧烫伤

单方:桐油

[**异名**] 桐籽油。

[**主治**] 烧烫伤。

[**用量**] 1 小汤勺。

[**用法**] 将桐油轻搽在患处。

[**性味**] 甘、辛,寒;有毒。

[**功效**] 外用治疥癣、臁疮、火烫伤、冻疮皲裂等。

[**解释**] 因外界高温、猛火直接触及皮肤使皮肤烫伤,出现局部皮肤呈现红晕、起疱,伴口渴、发热等。本品能泻热毒、润肌肤。

单方:鸡蛋黄

[**异名**] 蛋黄。

[**主治**] 烫伤皮破灼痛。

[**用量**] 10 个。

[**用法**] 鸡蛋煮熟后,将蛋黄取出,再入锅内翻炒,有油泌出为度。取鸡蛋油涂于患处。

[**性味**] 甘,平。

[**功效**] 有解毒镇痛、润肤生肌等功效。

[**解释**] 各种轻度烫伤,出现皮破焦烂、疼痛不止等。本品能解热、凉血、润肤。

单方：马桑叶

[异名]　醉鱼草、鱼尾草、扶桑、上天梯、蓝蛇风。
[主治]　烧伤。
[用量]　10克。
[用法]　将马桑叶晒干,研成细末,调香油敷于患处。
[性味]　辛、苦,寒;有毒。
[功效]　有治火伤、烫伤、肿毒、黄水疮、痈疽等功效。
[解释]　因高热、猛火伤及皮肤,出现皮肤红晕或腐烂。本品能清热解毒、凉血息风。

单方：米醋

[异名]　醋、苦酒。
[主治]　烧烫伤。
[用量]　100克。
[用法]　用米醋擦洗患处。
[性味]　酸、苦,温。
[归经]　归肝、胃经。
[功效]　有散瘀止血、解毒杀虫等功效。
[解释]　因外界高温或火直接烫伤皮肤,出现局部皮肤红晕、发热等。本品能清热解毒。

单方：蔷薇叶

[异名]　刺花叶、白残花叶、紫米米花叶。
[主治]　皮肤烧烫伤疼痛。
[用量]　500克。
[用法]　将蔷薇叶捣烂取汁,涂患处。
[性味]　甘,凉。

[**功效**]　有生肌收口等功效。

　　[**解释**]　烧烫伤所致皮肤疼痛不止、发热等。本品能泻热止痛。

　　单方：芙蓉叶

　　[**异名**]　木芙蓉叶、拒霜叶、铁箍散。

　　[**主治**]　各种烫伤。

　　[**用量**]　100克。

　　[**用法**]　用鲜芙蓉叶捣汁，加香油调匀敷于患处。

　　[**性味**]　辛，平。

　　[**归经**]　归肝、肺经。

　　[**功效**]　有凉血解毒、消肿止痛等功效。治烫伤、大小痈疽、肿毒恶疮等。

　　[**解释**]　各种水、火、油烫伤所致皮肤疼痛起疱等。因烫伤的程度不同，其症各不相同。本品能清热解毒止痛。

　　单方：大黄

　　[**主治**]　火烧伤、烫伤。

　　[**用量**]　3克。

　　[**用法**]　将大黄研末与蛋黄油调匀，外搽患处。

　　[**性味**]　苦，寒。

　　[**归经**]　归脾、胃、大肠、肝、心包经。

　　[**功效**]　有泻热凉血、散瘀解毒等功效。

　　[**解释**]　由于直接被火烧伤及烫伤，出现表皮破口、灼热疼痛。本品能泻热凉血、润肤健肌。

　　单方：刘寄奴

　　[**异名**]　九牛草、苦连婆、六月雪等。

[**主治**] 烫伤、火伤。

[**用量**] 3 克。

[**用法**] 将刘寄奴研细末,外敷患处。

[**性味**] 辛,温。

[**归经**] 归心、脾经。

[**功效**] 有破血通经、敛疮消肿功效。治跌打损伤、痈毒
焮肿。

[**解释**] 因高热器具直接触肤烫伤,出现肿痛皮破、灼热
阵阵。本品能敛疮消肿。

单方:石膏

[**主治**] 烧伤剧痛。

[**用量**] 30 克。

[**用法**] 将石膏研细末,外敷患处。

[**性味**] 辛、甘,寒。

[**归经**] 归肺、胃经。

[**功效**] 能解肌清热,治热毒、烫伤、痈疽疮疡。

[**解释**] 因烈火接触皮肤致烧伤,出现患处疼痛刺心、皮
肤发热等。本品能清热泻火镇痛。

单方:杨梅树皮

[**主治**] 烧烫伤。

[**用量**] 10 克。

[**用法**] 将杨梅树皮研细末,用麻油调敷患处。

[**性味**] 苦、涩,温。

[**功效**] 治烫、火伤及恶疮疥癫等。

[**解释**] 烈火烧伤或高热器具烫伤,出现皮肤红肿,创面
较大等。本品能润肤清热。

单方：血余炭

[**主治**]　烫伤皮裂流血。

[**用量**]　3 克。

[**用法**]　将人头发烧灰后，用麻油调涂患处。

[**性味**]　苦，温。

[**归经**]　归心、肝、肾经。

[**功效**]　有消瘀止血等功效。麻油有清热润肤的作用。

[**解释**]　因高温火烫所伤，出现伤处疼痛、皮裂血溢。本品能止血润肤。

单方：杉皮

[**异名**]　杉木皮。

[**主治**]　烧烫伤。

[**用量**]　100 克。

[**用法**]　将杉皮烧灰研细末，然后用鸡蛋清调敷患处。

[**性味**]　辛，微温。

[**归经**]　归脾、胃经。

[**功效**]　杉皮有辟秽止痛等功效。治金疮出血、烫火伤灼、水肿、漆疮等。鸡蛋清有清热泻火、润肤等作用。

[**解释**]　被烈火或热水所伤，出现皮肤灼热、红肿疼痛。本品能润肤解热。

单方：小麦

[**主治**]　烫伤。

[**用量**]　100 克。

[**用法**]　将小麦炒黑为度，研细末，用菜油调匀，涂敷患处。

[**性味**]　甘,凉。

[**归经**]　归心、脾、肾经。

[**功效**]　有除热养心、益肾止渴等功效。治脏躁烦热、外伤出血及烫伤、烧伤。

[**解释**]　因沸水、火、油等烫伤,出现伤处疼痛等。因引起烫伤的物质不同和程度不同,其症各不相同。本品能润肤清热。

四、外伤出血

单方:土贝母

[**异名**]　土贝、大贝母、地苦胆、草贝。

[**主治**]　创伤出血。

[**用量**]　20克。

[**用法**]　将土贝母研成粉末,外敷出血部位。

[**性味**]　苦,凉。

[**功效**]　有清热解毒、消肿敛疮等功效。

[**解释**]　被外来物碰击成伤所致皮裂血溢、红肿发热。本品能止血生肌、解毒消肿。

单方:松香

[**主治**]　跌打损伤出血。

[**用量**]　10克。

[**用法**]　将松香研细末,撒在患处。

[**性味**]　苦、甘,温。

[**归经**]　归肝、脾经。

[**功效**]　有止痛、生肌、排脓、拔毒、祛风等功效。

[**解释**]　因跌打损伤而致创面出血、红肿疼痛,严重者出血如注。本品能止血镇痛生肌。

单方:天竺黄

[**异名**]　天竹黄、竹黄、竹糖。
[**主治**]　刀伤出血。
[**用量**]　10克。
[**用法**]　将天竺黄研细末,用药末掺伤处,然后纱布包扎。
[**性味**]　甘,寒。
[**归经**]　归心、肝、胆经。
[**功效**]　有清热解毒、止血等功效。
[**解释**]　因受刀伤出血不止、伤处发热、伤口疼痛。本品能止血生肌、清热解毒。

单方:油菜子

[**异名**]　芸苔子。
[**主治**]　跌打损伤出血。
[**用量**]　10克。
[**用法**]　将油菜子研成细末,用鸡蛋清调匀,敷于患部。
[**性味**]　辛,温。
[**功效**]　有行血、消肿、散结等功效。鸡蛋清有润肤、清热、凉血等功效。外敷可以消肿、散热、止血。
[**解释**]　因跌打损伤而致伤口红肿、皮裂出血、肿痛发热。本品能消肿止血。

单方:荷花

[**异名**]　莲花、水花。
[**主治**]　创伤出血。

[用量]　10克。

[用法]　将荷花研成细末,敷于伤口处。

[性味]　甘、苦,温。

[归经]　归心、肝经。

[功效]　有活血止血、祛湿祛风等功效,治跌损积血。

[解释]　因被硬物碰击损伤,出现皮裂溢血。本品能止血生肌。

单方:血竭

[异名]　麒麟竭、海蜡、麒麟血、木血竭。

[主治]　刀伤出血。

[用量]　10克。

[用法]　将血竭研成细末,敷于患处。

[性味]　甘、咸,平。

[归经]　归心、肝经。

[功效]　有散瘀镇痛、止血生肌等功效。

[解释]　因受刀伤出血不止、伤口疼痛。本品能镇痛止血。

单方:月季花叶

[异名]　月月红叶、四季花叶、长春花叶、艳雪红叶、四季春叶等。

[主治]　跌打损伤出血。

[用量]　10克。

[用法]　将月季花叶捣烂,敷于患处。

[性味]　甘,温。

[归经]　归肝、肾经。

[功效]　有止血消肿功效,治跌打创伤、血瘀肿痛等。

［**解释**］ 因跌打损伤所致伤口出血、发热疼痛等。本品能清热镇痛、止血生肌。

单方：茶叶

［**主治**］ 外伤出血。
［**用量**］ 2克。
［**用法**］ 将茶叶研细末，外敷于患处。
［**性味**］ 苦、甘，凉。
［**归经**］ 归心、肺、胃经。
［**功效**］ 有清热解毒、醒脑安神等功效。
［**解释**］ 外伤出血，伤处热烫疼痛。本品能清热凉血、止血解毒。

单方：没药

［**异名**］ 末药。
［**主治**］ 外伤出血。
［**用量**］ 3克。
［**用法**］ 将没药研细末，撒于伤口处，然后纱布包扎。
［**性味**］ 苦，平。
［**归经**］ 归肝经。
［**功效**］ 有活血化瘀、消肿止痛等功效，治跌损金疮、痈疽肿痛。
［**解释**］ 因胸腹内伤或皮肤同时受伤，出现内脏隐痛、外表皮肤红肿出血。本品能镇痛止血、活血化瘀。

五、误吞异物

单方：韭菜

[**异名**] 草钟乳、起阳草、懒人菜、长生韭、壮阳草、扁菜。

[**主治**] 误吞异物。

[**用量**]   100 克。

[**用法**] 将韭菜煮后淡食。

[**性味**] 辛,温。

[**归经**] 归肺、胃、肾经。

[**功效**] 有解毒散瘀、温中行气等功效。

[**解释**] 因误吞各种异物,出现肠胃不适、恶心反胃。本品能温中行气、化食润肠。

单方：鸭蛋清

[**异名**] 鸭蛋白、蛋清。

[**主治**] 误吞有毒异物。

[**用量**] 2 个。

[**用法**] 将鸭蛋清灌入患者口内,再用鸭毛或软性物轻轻地探咽催吐。

[**功效**] 有清热、解毒、消炎、润滑肠胃等功效。

[**解释**] 因误吞有毒异物,出现恶心干呕、咽痛不适等。本品能解毒催吐。

单方：豇豆子

[**异名**] 羊角、角豆、饭豆、长豆、腰豆、浆豆。

[**主治**] 误吞金属。

［**用量**］ 100克。

［**用法**］ 将豇豆子焙焦为末,用白糖调水服。

［**性味**］ 甘,平。

［**归经**］ 归脾、肾经。

［**功效**］ 有健脾补肾,理中益气,和五脏,调营卫等功效。治脾胃虚弱,泻痢,吐逆。

［**解释**］ 因误吞金属物,出现咽喉疼痛、肠胃不适、心烦不安、干呕反胃。本品能健胃滑肠。

单方:生山芋

［**异名**］ 红薯、白薯、地瓜、红苕、甘薯、红芋。

［**主治**］ 误吞玻璃。

［**用量**］ 500克。

［**用法**］ 生吃。

［**功效**］ 有补虚乏、益气、健脾胃、强肾阴、通大便等功效。

［**解释**］ 因误吞玻璃,出现肠胃不适、隐隐疼痛。本品能润滑肠胃、通利大便。

单方:山楂

［**主治**］ 误吞鱼刺。

［**用量**］ 10克。

［**用法**］ 将山楂研末内服。

［**性味**］ 酸、甘,微温。

［**归经**］ 归脾、胃、肝经。

［**功效**］ 有消食化积、行气散瘀等功效。

［**解释**］ 因误吞鱼刺,出现咽喉刺痛、吞咽困难等。本品能消食化刺。

单方：大黄

[**主治**]　蜈蚣入口。

[**用量**]　2 克。

[**用法**]　将大黄研末,用鸡蛋、麻油调服。

[**性味**]　苦,寒。

[**归经**]　归胃、大肠、肝经。

[**功效**]　大黄有泻热毒、破积滞、散瘀血等功效。鸡蛋、麻油有清热、润肠、滑肠的作用。

[**解释**]　因蜈蚣入口,患者恐慌不安,有恶心呕吐感。本品能荡涤肠胃。

单方：冬葵根

[**异名**]　葵根、土黄芪。

[**主治**]　误吞铜块。

[**用量**]　100 克。

[**用法**]　将冬葵根煮汁服。

[**性味**]　甘、辛,寒。

[**功效**]　有清热解毒、利窍通淋、破结气等功效。

[**解释**]　因误食铜块,出现胃肠隐痛、恶心呕吐。本品能利窍通淋。

六、虫蛇咬伤

单方：白芷

[**异名**]　芳香、香白芷、泽芬、兴安白芷、川白芷、杭白芷。

[**主治**]　毒蛇咬伤。

[**用量**]　6克。

[**用法**]　将白芷研成细末,掺于伤口;也可内服。

[**性味**]　辛,温。

[**归经**]　归肺、脾、胃经。

[**功效**]　有祛风燥湿、消肿止痛等功效。

[**解释**]　因被毒蛇咬伤,出现局部红肿、疼痛、胸闷、四肢无力等。本品能消肿止痛排毒。应同时送医院救治,以免延误抢救时机,危及生命。

单方:茶叶

[**异名**]　腊茶、茶芽、细茶、芽茶、酪奴。

[**主治**]　各种昆虫咬伤。

[**用量**]　6克。

[**用法**]　将茶叶泡水洗,或搽患处。

[**性味**]　苦、甘、凉。

[**归经**]　归心、肺、胃经。

[**功效**]　有清热解毒、除烦止渴、化痰消食、利尿等功效。

[**解释**]　因各种昆虫咬伤,出现局部肿痛、周身奇痒、心烦口渴、肿热等。本品能泻热解毒。

单方:蛇含草

[**异名**]　五爪虎、五叶莓、五星草、五叶蛇莓。

[**主治**]　毒蛇咬伤。

[**用量**]　10克。

[**用法**]　蛇含草加上少许醋和面粉后捣烂,然后敷于伤处。

[**性味**]　苦、辛,凉。

[**功效**]　有清热解毒功效。治蛇、虫咬伤及丹毒、痈疽、癣

疮、湿痹等。

　　[解释]　因被毒蛇咬伤,出现局部红肿发烧,伤处起水疱;严重者皮肤变色、不能言语、吞咽困难、晕厥等。本品能清热解毒、泄毒止痛。敷药的同时应及时送医院救治。

　　单方:新鲜地龙

　　[异名]　蚯蚓、虫鳝、曲鳝等。
　　[主治]　毒蛇咬伤。
　　[用量]　5条。
　　[用法]　将新鲜地龙捣如泥状,用香油调匀,敷于患处;也可内服地龙末。
　　[性味]　咸,寒。
　　[归经]　归肝、脾、肺经。
　　[功效]　有清热平肝、止喘通络等功效,并可治蛇毒。
　　[解释]　因被毒蛇咬伤,出现伤处红肿、起水疱,伴有神志不清、胸闷心慌、不能言语、四肢无力等。本品能清热泄毒、凉血消肿。敷药的同时应及时送医院救治。

　　单方:葎草

　　[异名]　来莓草、葛葎草、割人藤、苦瓜藤、锯锯藤、五爪龙、老虎藤、拉拉藤、穿肠草、过沟龙等。
　　[主治]　无毒蛇咬伤。
　　[用量]　20克。
　　[用法]　将葎草捣烂敷于伤处,也可内服。
　　[性味]　甘、苦,寒。
　　[功效]　有清热利尿、消瘀解毒等功效。治痈毒、瘰疬和各种炎症。
　　[解释]　因被无毒蛇咬伤,出现伤口红肿、疼痛不止。本

品能清热解毒。

单方：白酒

[**主治**]　蜂蜇伤。

[**用量**]　50克。

[**用法**]　将白酒在杯中加热,外搽患处。

[**功效**]　有活血化瘀之功,用于蜂蜇伤。

[**解释**]　因被蜂蜇伤,出现局部肿疼发痒。本品能解毒攻邪。

单方：鲜苦瓜叶

[**主治**]　蜈蚣咬伤。

[**用量**]　少许。

[**用法**]　将鲜苦瓜叶捣烂外敷患处。

[**功效**]　有清热解毒的功效。

[**解释**]　因被蜈蚣咬伤,出现局部肿疼、发痒不安等。本品能解毒、止痒、消肿。

单方：羊乳

[**主治**]　蜘蛛咬伤。

[**用量**]　少许。

[**用法**]　将羊乳与清油调搽患处。

[**性味**]　甘,温。

[**功效**]　羊乳有温润补虚功效。治虚劳、口疮等。清油有润肤清热的作用。

[**解释**]　因被蜘蛛咬伤,出现局部红肿奇痒、肤热隐痛。本品能清热、润肤、解毒。

单方:地榆

[**异名**]　白地榆、黄根子、枣儿红等。
[**主治**]　虫蛇肿毒。
[**用量**]　30 克。
[**用法**]　将地榆捣汁外敷患处。
[**性味**]　苦、酸,寒。
[**归经**]　归肝、大肠经。
[**功效**]　有凉血止血、清热解毒等功效。治痈肿、热痹。
[**解释**]　因被虫蛇咬伤,出现伤处肿痛不消、疼痛剧烈等。本品能清热解毒、凉血消肿。

单方:桑白皮

[**异名**]　桑根皮、桑皮、白桑皮等。
[**主治**]　蜈蚣、蜘蛛咬伤。
[**用量**]　30 克。
[**用法**]　将桑白皮捣汁外敷患处。
[**性味**]　甘,寒。
[**归经**]　归肺、脾经。
[**功效**]　内服有润肺平喘、消肿行水等功效;外用有解毒散瘀、行水消肿等功效。
[**解释**]　因被蜈蚣、蜘蛛咬伤,出现局部红肿奇痛等。本品能解毒消肿。用药的同时应送医院救治。

单方:皂矾

[**异名**]　绿矾、青矾、皂英矾。
[**主治**]　虫咬肿结。
[**用量**]　12 克。

[**用法**]　将患处毒血放出,然后将皂矾研细末外搽伤处。

　[**性味**]　酸、涩,凉。

　[**归经**]　归肺、大肠经。

　[**功效**]　有燥湿化痰、消积杀虫、解毒敛疮、止血补血等功效。

　[**解释**]　因被虫咬伤,伤口红肿起硬结,按之疼痛,肤热奇痒。本品能解毒消结。

七、骨折脱位

单方:月季花

　[**异名**]　四季花、月月红、月贵花、月月开、四季春、艳雪红。

　[**主治**]　骨折。

　[**用量**]　6克。

　[**用法**]　将药物阴干研细末,用白酒吞服,每日1次。

　[**性味**]　甘,温。

　[**归经**]　归肝经。

　[**功效**]　有活血调经、消肿散瘀功效。治跌打损伤、筋骨疼痛、腰膝肿痛等。

　[**解释**]　因跌仆劳损、撞击闪挫所致骨折,出现骨折处疼痛难忍、红肿瘀血等。本品能消肿散瘀、活血镇痛。

单方:白凤仙花

　[**异名**]　金凤花、灯盏花、指甲花、金童花、竹盏花、海莲花。

　[**主治**]　骨折脱位。

[**用量**]　60克。

[**用法**]　先复位,后将鲜白凤仙花捣烂,炒热后外敷贴于患处。

[**性味**]　甘、微苦,温。

[**功效**]　有祛风活血、消肿止痛等功效。治伤筋损骨、风湿痹痛、腰胁疼痛、妇女经闭腹痛等。

[**解释**]　因受直接或间接暴力,出现关节脱位、骨断裂等。本品能整骨定位、散瘀消肿。

单方:牡蛎

[**异名**]　蛎蛤、牡蛤、海蛎子壳、左壳。

[**主治**]　四肢骨折。

[**用量**]　60克。

[**用法**]　将牡蛎研成细末,调拌糯米粥,外敷于患处,用木板夹固定骨折处。

[**性味**]　咸、涩,凉。

[**归经**]　归肝、肾经。

[**功效**]　有敛阴潜阳、止汗涩精、化痰软坚等功效。治盗汗遗精、眩晕惊痫、瘰疬瘿瘤等。

糯米性味:甘、温。在外用中起调拌辅料作用。

[**解释**]　因外力引起四肢骨折,出现骨干断折或断裂,伤处红肿疼痛等。本品能接骨复位、软坚散瘀。

单方:接骨木

[**异名**]　接骨草、续骨木、七叶黄荆、铁骨散、接骨丹、七叶金、接骨风。

[**主治**]　粉碎性骨折。

[**用量**]　100克。

[用法]　将接骨木与月季花100克捣烂,调拌黄酒炒热,外敷贴于患处。

[性味]　甘、苦,平。

[功效]　接骨木有祛风利湿、活血止痛等功效。治风湿筋骨疼痛、跌打肿痛、骨折脱位、创伤出血等。

月季花性味:甘、温。归肝经。有活血调经、消肿解毒功效。治血瘀肿痛、跌打损伤、痈疽肿毒、月经不调、筋骨疼痛等。

[解释]　受外界直接暴力而骨折,出现患处有粉碎性骨片、出血红肿、疼痛难忍等。本品能镇痛复位、活血化瘀。

单方:骨碎补

[异名]　猴姜、石毛姜、过山龙、石岩姜、毛贯众、碎补、毛生姜。

[主治]　骨折肿痛。

[用量]　100克。

[用法]　将骨碎补根捣烂,外敷贴于患处。

[性味]　苦,温。

[归经]　归肝、肾经。

[功效]　有补肾、活血、止血功效。治跌打闪挫、骨折伤痛、风湿痹痛、肾虚腰痛等。

[解释]　因突然受暴力而骨折,出现患处骨折断裂错位、红肿疼痛、活动受限。本品能整骨复位、消肿止痛。

单方:血竭

[异名]　木血竭、海蜡、麒麟血。

[主治]　骨折。

[用量]　60克。

[用法]　将血竭研细末,调拌凡士林,外敷贴于患处。

[**性味**] 甘、咸，平。

[**归经**] 归心、肝经。

[**功效**] 有散瘀定痛、止血生肌功效。治跌打折损、内伤瘀血、外伤出血不止等。

[**解释**] 因跌仆坠落、撞击闪挫而骨折，出现骨断裂、按之疼痛、断折骨重叠等。本品能牵引正骨、活血化瘀。

第二章 内 科

一、感 冒

单方：鹿衔草

[**异名**] 鹿蹄草、鹿御草、红肺筋草、鹿安茶。

[**主治**] 伤风感冒。

[**用量**] 3 克。

[**用法**] 将鹿衔草研成细末，用温酒吞服，也可炖肉吃。

[**性味**] 平，苦。

[**功效**] 鹿衔草补肾壮阳、调和阴阳，治虚弱咳嗽；温酒送服，有散风除寒、温中润肺之功，治伤风感冒咳嗽等；炖肉吃，有补虚壮阳、退热收汗的功效。

[**解释**] 因风寒犯肺，出现发热咳嗽、头晕等。本品能润肺止咳、祛寒解表。

单方：沸汤

[**异名**] 涨开水、烫开水、开水。

[**主治**] 初感风寒，头痛。

[**用量**] 7 碗冷水。

[**用法**] 先将铁锅烧烫，然后倒入 7 碗冷水，顿时蒸汽腾腾，将水取出，再把锅烧烫投水，反复 7 次，7 碗冷水制成一碗沸汤。乘热饮下，饮后蒙头而睡，用于发汗。

[**性味**] 水，一般分为凉热两类。民间认为冷水为阴，热

水为阳。

　　[功效]　沸汤为阳,趁热喝下,蒙头而睡,有祛散寒邪、宣通腠理等功效。

　　[解释]　因寒邪入里,伤及阳气,出现全身发凉、发抖等。本品能扶阳祛寒、温中祛风。

单方:黑风藤

　　[异名]　木防己、大风藤、夜牵牛、土防己。
　　[主治]　外感风寒。
　　[用量]　50 克。
　　[用法]　将黑风藤研细成末,用开水冲服,早、晚各 1 次。也可用白酒吞服。
　　[性味]　苦、辛,温。
　　[功效]　有发汗、除风寒、镇痉、止痛等功效;外感伤寒严重者,可用白酒送服。
　　[解释]　因感受风寒,寒邪入腠理,出现发热恶寒、头痛无汗、鼻涕喷嚏等。本品能发汗解表。

单方:苦瓜

　　[异名]　红姑娘、凉瓜、菩达、癞瓜、红羊、锦荔枝。
　　[主治]　感冒发热。
　　[用量]　2 条。
　　[用法]　将苦瓜内瓤煮熟服。
　　[性味]　苦,寒。
　　[归经]　归心、肝、肺经。
　　[功效]　有清暑涤热、明目解毒、益气止渴、泻六经实火等功效。
　　[解释]　因六淫、疫疠之邪侵入人体,出现全身时冷时热,

心烦不安等。本品能清热祛邪。

单方:梨

[**主治**] 感冒发热。

[**用量**] 5 个。

[**用法**] 将新鲜梨捣碎取汁加蜂蜜服。

[**性味**] 甘、微酸,凉。

[**归经**] 归肺、胃经。

[**功效**] 有生津润燥、清热化痰等功效。治热病伤津烦渴。

[**解释**] 因风热感冒,出现发热口干、流鼻涕等。本品能生津清热。

单方:大葱白

[**异名**] 葱白、葱茎白、葱白头。

[**主治**] 感冒、鼻塞。

[**用量**] 2 克。

[**用法**] 将大葱剥去外皮,用葱白塞入鼻孔内。

[**性味**] 辛,温。

[**归经**] 归肺、胃经。

[**功效**] 有发表、通阳、解毒的功效。因鼻为肺之窍,葱白入鼻,有直接通鼻窍的作用。

[**解释**] 因外感风寒,出现鼻塞、出气困难,夜间更甚。本品能开通鼻窍。

单方:紫苏叶

[**异名**] 苏叶、紫苏、红紫苏等。

[**主治**] 感冒风寒。

[**用量**]　12 克。

[**用法**]　紫苏叶加葱头 3 个,水煎服。

[**性味**]　辛,温。

[**归经**]　归肺、脾经。

[**功效**]　紫苏叶有发表散寒、理气和营、消痰利肺等功效。治感冒风寒、恶寒发热、咳嗽气喘等。葱头有发表散寒升阳的作用。

[**解释**]　因风寒入里,伤及阳气,出现全身怕冷、流清鼻涕。本品能发表散寒。

单方:大青叶

[**异名**]　大青。

[**主治**]　感冒风热。

[**用量**]　50 克。

[**用法**]　将大青叶水煎服。

[**性味**]　苦、寒。

[**归经**]　归肝、心、胃经。

[**功效**]　有清热解毒、凉血止血等功效。治温病、流行性感冒、丹毒、痢疾等。

[**解释**]　因风热侵入人体,出现心烦、时冷时热或发烧。本品能清热解毒。

单方:鱼腥草

[**异名**]　侧耳根、九节莲、臭草、热草、奶头草、狗贴耳、草摄等。

[**主治**]　感冒。

[**用量**]　50 克。

[**用法**]　将新鲜鱼腥草捣汁,冲蜂蜜服。

[**性味**] 辛,寒。

[**归经**] 归肝、肾经。

[**功效**] 有清热解毒、利尿消肿等功效。

[**解释**] 因外感疫疠、六淫之邪,出现发热神昏、四肢无力、心烦。本品能清热解毒。

二、咳 嗽

单方:向日葵花

[**异名**] 葵花。

[**主治**] 老年咳嗽。

[**用量**] 2 朵。

[**用法**] 将向日葵花盘(去子)加 500 克冰糖炖服。

[**功效**] 向日葵花有祛风化痰、明目的作用。冰糖归脾、肺经,有补中益气、和胃润肺、止咳化痰等功效。

[**解释**] 因肺阴不足或肺气虚损,出现咳嗽气喘、形体消瘦等。本品能养阴清肺、化痰止咳。

单方:生姜

[**异名**] 鲜姜、老姜、姜。

[**主治**] 风寒咳嗽。

[**用量**] 100 克。

[**用法**] 将红糖 50 克在锅中炒焦,生姜切片,然后放姜片在锅中,加水煮沸 10 分钟,去渣温服。

[**性味**] 辛,温。

[**归经**] 归肺、胃、脾经。

[**功效**] 生姜有发表散寒、止呕祛痰等功效。红糖有散寒

活血作用。

[解释]　因风寒犯肺,出现咳嗽痰稀、鼻塞流涕、骨节酸痛等。本品能疏风散寒、宣通肺气。

单方:丝瓜

[异名]　天丝瓜、天罗瓜、天吊瓜、天络丝。
[主治]　久咳。
[用量]　1条。
[用法]　将丝瓜烧存性研细末,用枣肉糊丸,早晚用白酒送服9克。
[性味]　甘,凉。
[功效]　祛风化痰、清热凉血。治痰喘咳嗽等。
[解释]　因痰饮停于肺胃,出现咳嗽多痰,泡沫色白等。本品能化痰止咳。

单方:核桃仁

[主治]　肺虚咳嗽、肾虚咳嗽。
[用量]　250克。
[用法]　将核桃仁连皮捣烂,加糖适量拌匀,每次开水送服9克。连服一周或常服均可。
[性味]　苦、甘、平。
[归经]　归肺、心、脾经。
[功效]　有止咳逆上气、破血行瘀、润燥滑肠等功效。
[解释]　因久病耗损肺肾,使阴阳失调,出现咳嗽、形体消瘦、心烦失眠、梦遗等。本品能养阴补肺、化痰止咳。

单方:南瓜藤液

[异名]　番瓜藤液、盘肠草液。

[主治]　久咳。

　　[用量]　1小杯。

　　[用法]　将地里的活南瓜藤剪去头,插入瓶内,经过一夜,藤液流入瓶中,早晨取液,用开水冲服。

　　[性味]　甘、苦,微寒。

　　[归经]　归肝、脾经。

　　[功效]　有清肺润肺、和胃通络等功效。

　　[解释]　因脾虚生痰,或肺阴不足或肺有郁火,出现咳嗽多痰,泡沫色白或色黄等。本品能清肺化痰。

单方:白萝卜汁

　　[异名]　萝卜汁、莱菔汁、萝白汁。

　　[主治]　咳嗽失音。

　　[用量]　1碗。

　　[用法]　用红糖适量与白萝卜汁共煎服。

　　[性味]　辛、甘,凉。

　　[归经]　归心、肺、胃经。

　　[功效]　有消积滞、化痰热、下气宽中、解毒、利大小便、祛痰止咳等功效。

　　[解释]　因痰湿内盛于肺,出现咳嗽、声音嘶哑等。本品能清火化痰、润喉清肺。

单方:麻黄

　　[异名]　龙沙、狗骨、卑相。

　　[主治]　老年性咳喘。

　　[用量]　3克。

　　[用法]　将麻黄用水煎后去渣,另加500克冰糖,浓缩成糖膏。日服3次,每次10克。

[性味]　辛、苦,温。

[归经]　归肺、膀胱经。

[功效]　麻黄有发汗平喘、利水通窍等功效。冰糖有清热、止咳、润肺的作用。

[解释]　老年性咳喘的原因很多,主要由肾、肺虚弱引起,症状表现不一。本品能补虚平喘。

单方:紫苏叶

[主治]　久咳不愈。

[用量]　3克。

[用法]　将紫苏叶煎浓汁,早晚冲蛋服。

[性味]　辛,温。

[归经]　归肺、脾经。

[功效]　有发表散寒、理气和营等功效。治咳嗽喘气。

[解释]　咳嗽经久不愈,出现咳嗽痰少、胸中气急等。本品能行气止咳。

单方:南沙参

[异名]　沙参、土人参、泡沙参、泡参。

[主治]　肺热咳嗽。

[用量]　15克。

[用法]　将南沙参水煎服。

[性味]　甘、微苦,凉。

[归经]　归肺、肾经。

[功效]　有养阴清肺、祛痰止咳等功效。治肺热燥咳。

[解释]　因热邪犯肺,出现咳嗽面红、干咳、心烦等。本品能养阴清肺。

三、咯 血

单方:蒲黄

[异名] 蒲厘花粉、蒲花、蒲棒花粉、蒲草黄。
[主治] 咯血。
[用量] 100 克。
[用法] 每次服 9 克,冷开水送服。
[性味] 甘、辛,凉。
[归经] 归肝、心经。
[功效] 有凉血止血、活血消瘀等功效。
[解释] 因肝火犯肺,损伤肺络,出现咳嗽阵作、痰中带血、胸胁刺痛、心烦易怒等。本品能泻肝火、清肺热、和络止血。

单方:仙人掌

[异名] 龙舌、神仙掌、观音掌、观音刺等。
[主治] 咯血。
[用量] 100 克。
[用法] 将仙人掌切成片,加白糖 50 克,水煎服。
[性味] 苦,寒。
[归经] 归心、肺、胃经。
[功效] 仙人掌有行气活血、清热解毒等功效。白糖有清热、消炎、降火等作用。
[解释] 因外感风邪不解,化热化燥,伤于肺络,出现喉痒咳嗽、痰中带血、口干鼻燥、身热酸痛等。本品能祛风清肺。

单方：人参

[异名]　神草、地精、百尺杵、孩儿参、棒槌等。

[主治]　咯血。

[用量]　9克。

[用法]　将人参研细末，用鸡蛋清调服。

[性味]　甘、微苦，温。

[归经]　归脾、肺经。

[功效]　人参大补元气，有固脱生津、安神等功效。治劳伤虚损、久虚不复和气血津液不足。鸡蛋清有清肺、泻热、凉血的作用。

[解释]　因外感风邪、损伤肺脏，或肝火犯肺，出现阵发性咳嗽、痰中带血、胸胁刺痛。本品能泻肝清肺、和络止血。

单方：鲜芥菜叶

[异名]　大芥叶、雪里蕻叶、皱叶芥叶、黄芥叶。

[主治]　肺痨咯血。

[用量]　20克。

[用法]　将鲜芥菜叶捣成1小杯汁，冲开水服。

[性味]　辛，温。

[归经]　归肺、胃经。

[功效]　有宣肺豁痰等功效。

[解释]　因肺脏虚损，出现咽喉干痛、胸闷气短、咳嗽吐血、消瘦乏力。本品能益气补肺。

单方：白及

[异名]　甘根、白根、冰球子、白芨、白乌头儿、羊角七、千年棕等。

[**主治**]　肺痈咯血。

[**用量**]　100 克。

[**用法**]　将白及研细末,每次空腹服 3 克,每日 2 次。禁酒、烟、辛辣、房事等。

[**性味**]　苦、甘,凉。

[**归经**]　归肺经。

[**功效**]　有补肺、止血、消肿、生肌、敛疮等功效。治肺痈咯血、鼻出血等。一般空腹服药,效果较快。

[**解释**]　因外感风邪热毒,蕴阻于肺,热壅血瘀,郁结成痈,久则化脓,出现咳吐脓血、胸痛、气急等。本品能清肺化痰、解毒排脓。

四、头 痛

单方:夏枯草

[**异名**]　麦夏枯、铁色草、大头花、灯笼头、百花草、千叶叶、棒槌草、地牯牛、六月干等。

[**主治**]　肝阳头痛。

[**用量**]　30 克。

[**用法**]　将夏枯草用水煎服。

[**性味**]　苦、辛,寒。

[**归经**]　归肝、胆经。

[**功效**]　有祛风通络、解郁平肝等功效。

[**解释**]　因肝阳上扰,出现眩晕头痛、烦躁易怒、睡眠不宁。本品能清肝降火。

单方:石菖蒲

[异名]　昌本、昌阳、阳春雪、水剑草、剑草、香草、石蜈蚣、剑叶菖蒲等。

[主治]　风寒头痛。

[用量]　15 克。

[用法]　将石菖蒲捣烂取汁,用黄酒冲服。

[性味]　辛,微温。

[归经]　归心、肝、脾经。

[功效]　有开窍豁痰、理气活血、散风祛湿等功效。

[解释]　因风寒之邪外袭,出现头痛或项强、恶风寒、骨节酸痛、鼻塞流涕。本品能疏风散寒。

单方:决明子

[异名]　草决明、羊角、狗屎豆、马蹄子、羊角豆、芹决、野青豆、羊尾豆等。

[主治]　肝阳头痛。

[用量]　100 克。

[用法]　将决明子炒研,用茶水调敷于太阳穴,药干则换,反复几次。

[性味]　苦、甘,凉。

[归经]　归肝、肾经。

[功效]　决明子有清肝明目、利水通便等功效。太阳穴属经外奇穴,主治头痛、面瘫、目疾和牙痛等。茶水有清凉泻热作用。

[解释]　因肝阳上扰,出现头顶掣痛、眩晕、烦躁、易怒、睡眠不安。本品能平肝潜阳。

单方:菊花

[**异名**]　金精、真菊、家菊、馒头菊、甜菊花、药菊等。

[**主治**]　风热头痛。

[**用量**]　1 千克。

[**用法**]　将晒干的菊花连根装入枕头内,晚上当睡枕。

[**性味**]　甘、苦,凉。

[**归经**]　归肺、肝经。

[**功效**]　有疏风清热、明目解毒等功效。治头痛、眩晕等症。

民间用菊花做药枕,是外治头痛的一种简易有效的方法。有安神、祛寒邪、散湿热等功效。

[**解释**]　因风热上扰,出现头部胀痛、恶风发热。本品能疏风清热、健脑安神。

单方:鲜萝卜汁

[**主治**]　偏头痛。

[**用量**]　数滴。

[**用法**]　将鲜萝卜汁滴入鼻孔。左侧痛,滴右鼻;右侧痛,滴左鼻。

[**性味**]　辛,凉。

[**归经**]　归肺、胃经。

[**功效**]　鼻为肺之窍。鲜萝卜汁滴入鼻孔,有辛辣之感,使头痛缓解,患者顿感轻松舒畅。

[**解释**]　偏头痛的原因很多,主要表现为一侧头痛,根据病因不同而其痛势各不一样。本品能镇痛安神。

五、眩　晕

单方：天麻

[**异名**]　鬼督邮、明天麻、水洋芋、冬彭等。

[**主治**]　眩晕。

[**用量**]　9 克。

[**用法**]　将天麻煎 1 小时后去渣，煮鸡蛋 2 个，内服。

[**性味**]　甘、平。

[**归经**]　归肝经。

[**功效**]　天麻有息风定惊作用，治头晕目眩、头风头痛、肢体麻木等。鸡蛋煮服有补虚强身作用。

[**解释**]　因外感六淫，内伤气血脏腑，出现头晕，感觉自身或景物旋转、站立不稳等。本品能补虚祛邪。

单方：蝉蜕

[**异名**]　蝉壳、蝉退壳、金牛儿、蝉衣、催米虫壳、唧唧皮、知了皮等。

[**主治**]　风热眩晕。

[**用量**]　10 只。

[**用法**]　将蝉蜕煅烧存性后，每天黎明时服。

[**性味**]　甘、咸，凉。

[**归经**]　归肝、脾、肺经。

[**功效**]　有散风热、宣肺、定痉作用。治外感风热，咳嗽音哑等。

因人体早上阳气易动，晚上阴气易行，故黎明服药有调节人体阴阳的作用。

[**解释**] 因风热上壅,出现头目昏眩,甚至眩晕欲倒、胸中不舒、呕吐等。本品能清热祛风。

单方:陈艾

[**异名**] 艾叶、灸草、黄草、家艾、甜艾、香艾等。

[**主治**] 风寒眩晕。

[**用量**] 15 克。

[**用法**] 将陈艾与露蜂房等量炒存性,加开水,分 2 次服。

[**性味**] 苦、辛,温。

[**归经**] 归脾、肝、肾经。

[**功效**] 陈艾有理气、逐寒湿、温经、止血等功效。露蜂房性味甘、平;有毒。归肝、肺经。有祛风、攻毒、杀虫等功效。两药炒存性,使露蜂房毒性减少,有利内服。

[**解释**] 因感受风邪,出现头额痛、骨节疼痛、身热无汗、上气喘逆、躁扰时眩。本品能祛风散寒。

单方:白菊花

[**异名**] 金精、甘菊、家菊、馒头菊、甜菊花、药菊等。

[**主治**] 风眩。

[**用量**] 250 克。

[**用法**] 将白菊花晒干后,用开水冲泡,当茶饮。

[**性味**] 辛,平。

[**归经**] 归肺、肝经。

[**功效**] 有疏风清热、明目解毒等功效。治头痛、眩晕、目赤、心胸烦热等。

[**解释**] 因体虚、风邪入脑,出现头晕眼花、呕逆、肢体疼痛等。本品能扶正强身、祛风清热。

单方：鲜小蓟根

[异名]　千针草、刺萝卜、刺儿草、荠荠毛、刺角菜等。
[主治]　眩晕。
[用量]　50 克。
[用法]　将鲜小蓟根水煎后，空腹服用。
[性味]　甘，凉。
[归经]　归肝、脾经。
[功效]　有凉血、祛瘀、补虚损等功效。
[解释]　因外感六淫，内伤脏腑气血，出现头晕眼花、四肢麻木无力等。本品能平肝凉血、扶正祛邪。

单方：鲜益母草

[异名]　郁臭草、猪麻、枯草、月母草、旋风草，野油麻、红花艾、地落艾、陀螺艾等。
[主治]　妇人头晕耳鸣。
[用量]　5 千克。
[用法]　将鲜益母草煎水服。
[性味]　辛、苦、微寒。
[归经]　归肝、心、膀胱经。
[功效]　有活血化瘀、利尿等功效。
[解释]　因风邪所侵，出现头晕眼花、心烦意乱。本品能祛风安神。

单方：白芷

[异名]　番白芷、芳香等。
[主治]　眩晕。
[用量]　30 克。

［用法］　将白芷煎水服。

［性味］　辛,温。

［归经］　归肺、脾、胃经。

［功效］　有祛风燥湿、消肿止痛作用。治风痛目眩等。

［解释］　因外感风邪或湿邪,内伤气血津液,出现头晕目眩、脸色苍白、神情困倦等。本品能祛风燥湿。

六、呕　吐

单方:乌梅

［异名］　梅实、熏梅。

［主治］　恶心、呕吐。

［用量］　12 克。

［用法］　将乌梅与冰糖用水煎服。

［性味］　酸,平。

［归经］　归肝、脾、肺、大肠经。

［功效］　有敛肺涩肠、生津开胃等功效。

［解释］　因脾胃虚损,出现恶心欲吐、食欲减退、心烦闷。本品能和胃健脾。

单方:艾叶

［异名］　艾篷、灸草、医草、甜艾、黄草、冰台等。

［主治］　寒吐。

［用量］　3 克。

［用法］　将艾叶煎汤,当茶饮。

［性味］　辛,温。

［归经］　归脾、肝、肾经。

[功效]　有理气血、逐寒湿、温经、止血、安胎等作用。

[解释]　因胃气虚寒或体虚复感寒邪,出现食即呕吐、手足冰冷。本品能温胃散寒。

单方:生姜

[异名]　老姜。

[主治]　胃寒呕吐。

[用量]　20克。

[用法]　将生姜捣汁,用温开水冲服。

[功效]　止呕散寒、祛风祛痰、温胃发汗等。

[解释]　因感受风寒而伤于脾胃,出现恶心呕吐,食后胃脘不舒、隐痛。本品能祛风、散寒、止呕。

单方:白萝卜叶

[异名]　莱菔叶。

[主治]　恶心呕吐。

[用量]　100克。

[用法]　将白萝卜叶捣烂取汁,用开水送服。

[功效]　有消食顺气、化痰利尿等功效。治消化不良、恶心呕吐、胃酸胀满等。

[解释]　因内伤七情,或外感邪气,使脾胃损伤,食积不化,出现脘腹满闷、胀痛、厌食、食下即吐。本品能消食化滞、健脾和胃。

七、泄　泻

单方：萝卜叶

[**主治**]　湿泻。

[**用量**]　100 克。

[**用法**]　将萝卜叶放在瓦屋上,日晒夜露 1 个月左右。用时洗净,煎水当茶喝。

[**功效**]　有消食顺气、利尿补虚等功效。

按民间说法,日晒夜露,可采纳阴阳之气,吸收阳光、甘露,使萝卜叶去水分,达到健脾止泻的作用。

[**解释**]　因湿气伤脾,出现泻下如水,大便每日数次而溏薄。本品能化湿和中。

单方：大葱

[**主治**]　寒泻。

[**用量**]　100 克。

[**用法**]　将大葱和食盐合炒热后,用布包裹热敷于腹部、背部和腰部。

[**性味**]　辛,温。

[**归经**]　归肺、胃经。

[**功效**]　有发表通阳、解毒功效。治痢疾、阴寒腹痛等。外用热敷有祛寒温肤、和胃利肠等功效。

[**解释**]　因寒邪客于肠胃,出现肠鸣腹痛、便泻稀水。本品能温中散寒。

单方：柿蒂

[**异名**]　柿饯、柿丁、柿子把等。

[**主治**]　气泻。

[**用量**]　10 克。

[**用法**]　将柿蒂煅烧成灰,研细末装入瓶中,成人每次服 10 克,小孩减半。白开水送服。

[**性味**]　苦、涩,平。

[**归经**]　归肺、胃经。

[**功效**]　有降逆气、止呃、止吐等功效。

[**解释**]　因郁怒夹食、肝气犯脾,出现胸膈痞闷、肠鸣腹痛。本品能疏肝理气、调和肝脾。

单方：大蒜头

[**异名**]　胡蒜、独头蒜。

[**主治**]　风泻。

[**用量**]　1 个。

[**用法**]　将大蒜头煨熟吃下,或把蒜捣烂冲服,或用红糖烧酒煮服,或煅烧存性,研成细末,用开水冲服。

[**性味**]　温,辛。

[**功效**]　有下气消谷、除风解毒和散痈等功效。现代医学证明,大蒜头有消炎杀菌、止泻利尿、止血和祛痰等作用。

[**解释**]　因感受风邪,出现恶风自汗、头痛发热、泄泻如水等。本品能祛风止泻。

单方：仙鹤草

[**异名**]　龙牙草、黄龙牙、大毛药、过路黄、牛头草等。

[**主治**]　食泻。

[**用量**]　15 克。

[**用法**]　将仙鹤草加水煎服。

[**性味**]　苦、辛,平。

[**归经**]　归肺、肝、脾经。

[**功效**]　有止血、健胃的功效。

[**解释**]　因伤于饮食,食物不化,出现饱闷、嗳气腐臭、腹痛则泻。本品能消食健胃。

单方:松香

[**异名**]　松脂、白松香、松胶、黄香。

[**主治**]　寒泻。

[**用量**]　3 克。

[**用法**]　将松香研末放在膏药上,贴于肚脐处。

[**性味**]　苦、甘,温。

[**归经**]　归肝、脾经。

[**功效**]　有祛风燥湿、拔毒生肌和止痛等功效。外治有祛湿散寒、解表止泻等功效。

[**解释**]　因外感风寒,损伤脾胃,出现肠鸣腹痛、喜按腹部、遇热痛减。本品能祛寒止泻。

单方:棉花根

[**异名**]　草棉皮、蜜根。

[**主治**]　久泻。

[**用量**]　100 克。

[**用法**]　将棉花根加水煎服。

[**性味**]　甘,温。

[**功效**]　有补虚、平喘、调经等功效。

[**解释**]　因脾胃亏损、中气不足,出现经常泄泻、腹部隐

痛、消瘦、神疲乏力、食欲减退。本品能补中益气。

单方:石榴皮

[异名]　石榴壳、西榴皮、酸榴皮等。

[主治]　久痢不愈。

[用量]　5克。

[用法]　将石榴皮研末,用米汤送服。

[性味]　酸、涩、温;有毒。

[归经]　归大肠、肾经。

[功效]　有涩肠、止血等功效。治久泻、久痢等。

[解释]　因脾肾阳虚,出现经常泄泻、神疲乏力、面色苍白等。本品能涩肠止泻。

八、便　秘

单方:青菜汁

[主治]　便秘。

[用量]　半小碗。

[用法]　将青菜汁煎服。

[功效]　有清热、散结、润肠的功效。

[解释]　便秘指大便干燥坚硬、排出困难,或伴小便次数少而黄。本品能通泻肠胃。

单方:肥皂

[主治]　热结便秘。

[用量]　1小块。

[用法]　将肥皂削成橄榄状,用水湿透一端,然后插入肛

门。也可用肥皂蘸少许蜂蜜纳入肛门内。

[功效]　肥皂有润肠滑肛门的作用。将肥皂插入肛门,是民间外治大便不畅的一种有效方法。

[解释]　因热结于大肠,出现大便秘结、小便黄赤、身热面赤、恶热喜冷、口燥唇干等。本品能清热润肠。

单方:皂角

[异名]　皂荚、鸡栖子、大皂荚、悬刀、大皂角等。

[主治]　痰秘。

[用量]　3克。

[用法]　将皂角研成细粉末,用蜡做成锭子,纳入肛门内。

[性味]　辛,温;有微毒。

[功效]　皂角有祛风痰、除湿毒、杀虫等功效。蜡有润滑肠道的作用。

[解释]　因湿痰阻滞肠胃,出现大便秘结、胸胁痞闷等。本品能祛痰润肠。

单方:鸡蛋清

[主治]　热结便秘。

[用量]　2个鸡蛋。

[用法]　将鸡蛋清生服。

[性味]　甘,凉。

[功效]　有润肺利咽、清热解毒、通便等功效。

[解释]　因热积胃肠,出现大便困难、肛门灼热隐痛等。本品能清热润肠。

单方:蜂蜜

[异名]　白蜜、白沙蜜、蜜糖、蜂糖等。

［主治］　便秘。

［用量］　250克。

［用法］　将蜂蜜生服,早晚各服10克。

［性味］　甘,平。

［归经］　归肺、脾、大肠经。

［功效］　有补中润燥、止痛解毒功效。治肠燥便秘。

［解释］　因热结肠道,出现大便秘结。本品能润肠滑肠、清热通便。

单方:大黄

［异名］　黄良、川军、火参、锦纹大黄等。

［主治］　热结便秘。

［用量］　18克。

［用法］　将大黄加荆芥3克,水煎服。

［性味］　苦,寒。

［归经］　归胃、大肠、肝经。

［功效］　大黄有泻热毒、破积滞、行瘀血、调血脉等功效。治实热便秘、里急后重、暴赤眼痛、疮疡肿毒等。荆芥有发表祛风、止血等作用。配伍大黄可减少其泄泻之猛,起到泻热下积、保阳扶阴的作用。

［解释］　因湿热毒邪聚结大肠,出现大便秘结、小便黄赤,腹部有结块。本品能泻热毒、破积滞。

单方:乌桕树根皮

［异名］　卷子根、乌桕、木子树、鸦柏等。

［主治］　热结便秘。

［用量］　50克。

［用法］　将乌桕树根皮用水煎服。

〔**性味**〕　苦,微温;有毒。

〔**功效**〕　有利水消积、杀虫解毒等功效。治水肿、二便不通。

〔**解释**〕　因风热结壅于大肠,出现大便秘结、身热目赤、口燥唇焦等。本品能消积利水。

单方:火麻仁

〔**异名**〕　汉麻、黄麻、麻子、大麻仁、冬麻子、白麻子等。

〔**主治**〕　便秘。

〔**用量**〕　20 克。

〔**用法**〕　将火麻仁捣汁,加开水服。

〔**性味**〕　甘,平。

〔**归经**〕　归脾、胃、大肠经。

〔**功效**〕　有润燥滑肠、活血通淋、补虚劳、长肌肉等功效。治肠燥便秘、消渴热淋、月经不调等。

〔**解释**〕　因风热湿邪阻滞肠胃,出现大便秘结、胸胁痞闷等。本品能润燥滑肠、活血通淋。

九、胸　痛

单方:甘草

〔**异名**〕　美草、蜜草、国老、灵通、粉草、甜草等。

〔**主治**〕　胸痛。

〔**用量**〕　50 克。

〔**用法**〕　将甘草用水煎服,分早、中、晚 3 次服。

〔**性味**〕　甘,平。

〔**归经**〕　归脾、胃、肺经。

[功效]　温中下气、通经脉、利血气、解百药毒性。治五脏六腑寒热邪气等。

[解释]　因邪热壅聚或气虚气滞,出现胸痛,自感有气窜动等。本品能温中活血、行气通经。

单方:韭菜根

[主治]　胸痹急痛。
[用量]　2.5千克。
[用法]　将韭菜根洗净捣汁,疼痛即服。
[性味]　辛,温。
[功效]　有温中、行气、散瘀功效,治胸痹。
[解释]　因水饮或痰浊闭阻于胸,出现胸背痛、胸中气塞、呼吸喘促、咳嗽多痰等。本品能宽胸宣痹。

单方:酸枣根

[异名]　枣树根。
[主治]　胸痛。
[用量]　20克。
[用法]　将酸枣根煎水服。
[性味]　甘,平。
[功效]　有养肝宁心、安神敛汗及散瘀等功效。
[解释]　因内伤瘀血或寒痰壅塞、水饮留积胸胁,出现胸部隐痛、咳嗽急剧、心烦气急等。本品能散寒行瘀。

单方:蒲葵叶

[异名]　蓬扇叶、葵扇木叶等。
[主治]　瘀血胸痛。
[用量]　1把(约20克)。

[用法]　将多年旧蒲扇烧灰存性,研成细粉末,分两次服。每隔4小时一次。

[性味]　苦、涩,平。

[归经]　归肝、脾经。

[功效]　有收涩止血、破血生肌等功效。

[解释]　因瘀血内阻于经络血脉,出现胸痛,痛点固定,不能负重等。本品能活血化瘀。

单方:白术

[异名]　山蓟、山芥、山姜、山连、冬白术等。

[主治]　胸膈隐痛。

[用量]　25克。

[用法]　将白术研细末,用开水送服。

[性味]　甘、苦,温。

[归经]　归心、脾、胃、三焦经。

[功效]　有补脾益胃、燥湿和中等功效。

[解释]　因湿热、痰邪阻滞胸膈,出现胸闷不适、隐痛不止。本品能祛湿、化痰、宽中。

单方:血余炭(人头发洗净晒干煅烧成细末)

[异名]　乱发、发须等。

[主治]　心痛。

[用量]　9克。

[用法]　将血余炭内服。

[性味]　苦,温。

[归经]　归心、肝、肾经。

[功效]　有消瘀止血等功效。

[解释]　因瘀血阻滞胸部,出现胸部阵阵作痛、心慌心烦

等。本品能消瘀利尿。

单方:伏龙肝

[**异名**]　灶心土、灶中黄土、釜下土等。
[**主治**]　胸心痛。
[**用量**]　3克。
[**用法**]　将伏龙肝研细末,冷痛用白酒送下,热痛用开水送下。
[**性味**]　辛,温。
[**归经**]　归脾、胃经。
[**功效**]　有温中燥湿、止呕止血等功效。治吐血便血、胸部疼痛、痈肿等。
[**解释**]　因寒热郁结于心胸,出现时冷时热、胸部阵痛。本品能温中止痛。

单方:桃仁

[**主治**]　胸闷气痛。
[**用量**]　7枚。
[**用法**]　将桃仁去皮尖,研细末吞服。
[**性味**]　苦、甘,平。
[**归经**]　归心、肝、大肠经。
[**功效**]　有破血行瘀、止心痛、润燥滑肠等功效。治瘀血肿痛、跌打损伤等。
[**解释**]　因胸中气滞血瘀,出现胸闷气窜作痛,痛无定处。本品能理气降逆,破血行瘀。

单方:神曲

[**异名**]　六神曲。

［**主治**］　胸心结块疼痛。

［**用量**］　9克。

［**用法**］　将神曲研细末，用热酒送服。

［**性味**］　甘、辛，温。

［**归经**］　归脾、胃经。

［**功效**］　有健脾和胃、消食调中等功效。治饮食停滞、胸痞胀满、呕吐便结等。

［**解释**］　因脾胃虚弱，食积内停，出现胸部疼痛，按之有硬结，消化不良，反胃胀满等。本品能健脾和胃、消食止痛。

十、胁　痛

单方：苏木

［**异名**］　苏枋、苏方、棕木、赤木、红柴。

［**主治**］　胁痛。

［**用量**］　12克。

［**用法**］　将苏木煎水服。

［**性味**］　甘、咸，平。

［**归经**］　归心、肝、胃经。

［**功效**］　有行血破瘀、消肿止痛等功效。

［**解释**］　因跌仆瘀血停滞，出现胁肋疼痛如刺，按之痛剧，痛处固定不移。本品能祛瘀通络、活血止痛。

单方：阿魏

［**异名**］　五彩魏、臭阿魏、阿虞、魏去疾、熏渠。

［**主治**］　肝气胁痛。

［**用量**］　3克。

［用法］　将阿魏研细放在狗皮膏上,待溶化后贴于胁痛处。

［性味］　苦、辛,温。

［归经］　归肝、脾、胃经。

［功效］　有消积除痞块等功效。治心腹冷痛。

［解释］　因情志不舒、肝气失于疏泄,出现胁肋胀痛、胸闷、饮食减少、疼痛游窜不定等。本品能疏肝理气镇痛。

单方:高粱米糠

［异名］　木稷、荻粱、芦穄等。

［主治］　胁痛。

［用量］　250 克。

［用法］　将高粱米糠蒸半小时后,用烧酒调敷患处。

［性味］　甘、涩,温。

［功效］　有益中、利气、止泄等功效。

［解释］　因肝肾气血损耗,出现胁痛、痛窜背部等。本品能补气血、养肝肾。

单方:刀豆壳

［异名］　刀豆子、大刀豆、关刀豆、刀巴豆、刀培豆。

［主治］　胁痛。

［用量］　12 克。

［用法］　将刀豆壳烧存性研成细末,用黄酒一杯送服。

［性味］　甘,平。

［功效］　有和中下气、散瘀活血等功效。

［解释］　因瘀血、气滞阻于胁部,出现胁肋疼痛,痛则窜入背部。本品能理气散瘀。

单方:白芥子

[异名]　辣菜子。

[主治]　胁痛。

[用量]　50 克。

[用法]　将白芥子捣成泥状,与鸡蛋清拌匀,贴在胁痛处,半小时后,将药重新调拌,再贴 1 小时,然后去药。

[性味]　辛,温;有微毒。

[归经]　归肺、胃经。

[功效]　白芥子有顺气豁痰、温中散寒、通络止痛等功效。治痰饮咳喘、胸胁胀满疼痛。鸡蛋清有清热、凉血的作用。

[解释]　因寒邪袭肺或热邪灼肺,出现恶寒发热、气喘咳嗽多痰,胁肋刺痛,或咳引胁痛。本品能润肺顺气、温中镇痛。

单方:韭菜

[异名]　草钟乳、起阳草、壮阳草、扁菜等。

[主治]　肝郁胁痛。

[用量]　100 克。

[用法]　将韭菜连根捣烂,加醋炒热,用纱布包住,乘热熨痛处,反复数次。

[性味]　辛,温。

[归经]　归肝、胃、肾经。

[功效]　有温中下气、散血解毒、调和脏腑、补虚等功效。

[解释]　因悲伤恼怒,使肝失疏泄条达,出现两胁疼痛、胸膈痞塞、筋脉拘急、腰脚重滞,甚则胁痛难忍等。本品能解郁理气、宣泄郁火。

单方：枳实

[主治]　胁刺痛。
[用量]　30 克。
[用法]　将枳实与川芎 20 克研末，每次服 6 克。
[性味]　苦,寒。
[归经]　归脾、胃经。
[功效]　枳实有破气散痞、化痰消积等功效,治胸腹胀满、
痞痛、食积、便秘等。川芎有行气解郁、祛风燥湿、活血止痛等功
效。
[解释]　因跌仆瘀血停滞,出现两胁刺痛难忍、痛有定处、
咳嗽急剧等。本品能活血散瘀、通经止痛。

单方：桂枝

[异名]　柳桂。
[主治]　两胁冷痛。
[用量]　30 克。
[用法]　将桂枝加枳壳 30 克,生姜 2 片,水煎服。
[性味]　辛、甘,温。
[归经]　归肺、心、膀胱经。
[功效]　桂枝有发汗解肌、温经通脉、温中行血、健脾燥湿
等功效。枳壳有破气行瘀、消积等作用。姜有散寒发表的作用。
[解释]　因寒邪入里,出现两胁冷痛、身冷畏寒。本品能
散寒温经、活血止痛。

十一、胃 痛

单方:鸡蛋壳

[**主治**] 胃痛冒酸。

[**用量**] 20 克。

[**用法**] 先把鸡蛋壳内膜洗净,炒黄,研成细末,每次服 4 克,开水送服。

[**性味**] 甘,平。

[**功效**] 有清热、补血等功效。

[**解释**] 因饮食不节,损伤脾胃,出现消化不良、冒酸水 等。本品能养阴益胃、清胃泄热。

单方:槟榔片

[**异名**] 槟榔子、槟榔仁、槟榔玉、白槟榔等。

[**主治**] 虫积胃痛。

[**用量**] 10 克。

[**用法**] 将槟榔片炒黑,研成细末,用白开水送服。

[**性味**] 苦、辛,温。

[**归经**] 归脾、胃、大肠经。

[**功效**] 有杀虫破积、下气行水等功效。

[**解释**] 因虫积胃脘,出现不时吐清口水、反胃、面黄肌 瘦,经常腹部隐痛,严重者有腹部绞痛。本品能除虫积、健脾胃。

单方:棉籽

[**异名**] 木棉子、棉花核。

[**主治**] 虚寒胃痛。

[用量]　20 克。

[用法]　将棉籽用水煎后,服时加烧酒半匙吞下。

[性味]　辛,热;有毒。

[功效]　有温肾、补虚、止血等功效。

[解释]　因脾胃虚寒,出现空腹胃痛,进暖食可缓解,喜按,肢倦乏力。本品能补脾温阳。

单方:黄瓜荄藤

[异名]　胡瓜、刺瓜等。

[主治]　热积胃痛。

[用量]　1 小捆。

[用法]　用水煎浓汁 1 大碗,于胃痛剧烈时顿服。

[性味]　微寒。

[归经]　归脾、胃、大肠经。

[功效]　有清热利水、滑肠镇痛等功效。

[解释]　因胃热炽盛,或情志郁结,久而化火,出现胃痛、身热面赤、烦躁易怒等。本品能清热疏导。

单方:仙人掌

[异名]　凤尾节、龙舌、神仙掌、观音掌、观音刺。

[主治]　气郁胃痛。

[用量]　100 克。

[用法]　将新鲜的仙人掌捣烂,用布包在胃痛处。

[性味]　苦,寒。

[归经]　归心、肺、胃经。

[功效]　行气活血、清热解毒。外用有宽舒胃脘、镇痛顺气的作用。

[解释]　因肝气郁结、横逆犯胃,出现胃脘胀痛,呈游走

性,痛连两胁,按之痛缓,嗳气则舒。本品能疏肝理气。

单方:老姜

[**异名**]　生姜。

[**主治**]　寒积胃痛。

[**用量**]　250 克。

[**用法**]　将生姜捣汁去渣,隔汤蒸 10 沸,再将红糖 250 克溶入收膏,4 天服完,早、晚各一次。

[**性味**]　辛,微温。

[**归经**]　归肺、胃、脾经。

[**功效**]　有发表散寒、止呕化痰等功效。

[**解释**]　因冷饮内伤,胃阳不足,阴寒凝结,出现胃脘疼痛,遇寒加剧,手足逆冷,二便清利,口吐涎沫等。本品能温中散寒。

十二、腹　痛

单方:食盐

[**异名**]　井盐、池盐。

[**主治**]　寒冷腹痛。

[**用量**]　250 克。

[**用法**]　将食盐在锅内炒至极热,然后用布把食盐包上,在腹部从上向下熨。盐冷则再炒,反复熨 2 ~ 3 次。

[**性味**]　咸,凉。

[**归经**]　归肾经。

[**功效**]　将食盐炒热外熨,有除寒止痛、宣通腠理、活络解痉等功效。

[**解释**]　因脾胃虚寒或感受寒邪,出现腹痛绵绵,受寒更

甚,得热稍缓。本品外用能温中散寒、理气止痛。

单方:蔓荆子

[**异名**]　蔓荆实、荆子、万荆子、蔓青子。

[**主治**]　热证腹痛。

[**用量**]　15 克。

[**用法**]　将蔓荆子研末,用开水送服。

[**性味**]　苦、辛,凉。

[**归经**]　归肝、胃、膀胱经。

[**功效**]　有疏散风热、平肝止痛等功效。治肠炎腹泻、腹痛。

[**解释**]　因热邪内犯伤阴,出现腹部隐痛、心烦胸闷、口干舌燥、小便黄、大便秘结等。本品能疏散风热、平肝止痛。

单方:桃树根

[**异名**]　桃根。

[**主治**]　血滞腹痛。

[**用量**]　50 克。

[**用法**]　将桃树根洗净切片,水煎服。

[**性味**]　苦,平。

[**功效**]　破血行瘀。治跌打损伤、疝气腹痛等。

[**解释**]　因气滞日久,久痛入络,出现腹痛,痛处固定,触痛拒按等。本品能活血化瘀。

单方:白扁豆

[**异名**]　南扁豆、蛾扁豆、膨皮豆、茶豆、小刀豆等。

[**主治**]　湿热腹痛。

[**用量**]　30 克。

[**用法**] 将白扁豆捣汁,用开水冲服。

[**性味**] 甘,微温。

[**归经**] 归脾、胃经。

[**功效**] 有健脾和中、消暑化湿等功效。

[**解释**] 因湿热蕴结脾胃,出现腹痛时作时止,痛而拒按,时有呕吐、大便秘结或下痢等。本品能行气化湿、清热泻火。

单方:大蒜

[**异名**] 胡蒜、独蒜、独头蒜。

[**主治**] 气滞腹痛。

[**用量**] 10 个。

[**用法**] 将大蒜用酒醋泡渍 2 ~ 3 月,每次可服 1 ~ 2 个。如来不及浸泡,可用生大蒜煮食。

[**性味**] 辛,温。

[**归经**] 归脾、胃、肺经。

[**功效**] 有行滞气、暖脾胃、解毒杀虫等功效。治脘腹冷痛等。

[**解释**] 因心情不舒畅,或起居不慎,致气机阻滞,出现腹部胀痛,痛无定处。本品能疏肝解郁、理气止痛。

单方:皂角子

[**异名**] 皂荚子、皂子、皂角核等。

[**主治**] 腹痛。

[**用量**] 10 粒。

[**用法**] 将皂角子水煎温服。

[**性味**] 辛,温。有小毒。

[**功效**] 有润燥通便、祛风消肿等功效。

[**解释**] 因外感六淫、内伤七情而致腹部疼痛。本品能镇

痛通下。

十三、腰　痛

单方：金毛狗脊

[**异名**]　狗脊、三面青、金丝毛、金毛猴等。

[**主治**]　寒湿腰痛。

[**用量**]　20 克。

[**用法**]　将金毛狗脊水煎服。

[**性味**]　苦、甘，温。

[**归经**]　归肝、肾经。

[**功效**]　有补肝肾、除风湿、健腰腿、利关节等功效。治风寒湿痹、腰背酸痛、膝痛脚软等。

[**解释**]　因风寒湿邪留滞经络，气血不畅，出现腰部冷痛重着、转侧不便，遇热则减，遇寒则增。本品能祛寒湿、通经络。

单方：桑寄生

[**异名**]　寄生草、蔦木、冰粉树等。

[**主治**]　腰腿痛。

[**用量**]　10 克。

[**用法**]　将桑寄生炮制后，研成粉末，用白酒调服。

[**性味**]　苦、甘，平。

[**归经**]　归肝、肾经。

[**功效**]　有补肝肾、强筋骨、除风湿、通经活络等功效。治腰膝痛、筋骨痿弱等。

[**解释**]　因风湿之邪窜入下肢经络，出现腰腿疼痛、无力等。本品能祛湿通络。

单方：艾叶

　　[**异名**]　冰台、灸草、黄草、家艾、甜艾、香艾等。
　　[**主治**]　腰背痛。
　　[**用量**]　500克。
　　[**用法**]　将艾叶上的叶脉去掉,炒焦,用醋调拌,乘热用布包敷在腰痛处。
　　[**性味**]　苦、辛,温。
　　[**归经**]　归心、肾经。
　　[**功效**]　有行气血、逐寒湿、温经络等功效。
　　[**解释**]　因肾气不足,风湿之邪乘虚侵袭经络,出现腰背冷痛,得热缓解。本品能补肾祛湿。

单方：鲜丝瓜子

　　[**异名**]　鲜乌牛子。
　　[**主治**]　湿热腰痛。
　　[**用量**]　250克。
　　[**用法**]　将鲜丝瓜子捶烂,贴在命门穴处。
　　[**功效**]　鲜丝瓜子有利水、除热等功效。命门穴属督脉,主治腰脊痛、遗精、阳痿、月经不调、痛经等。外用鲜丝瓜子贴此穴,有祛湿热、温通经络等作用。
　　[**解释**]　湿热之邪阻于经络,出现腰髋疼痛,痛处伴有热感。本品能清热利湿。

单方：猪肾

　　[**异名**]　猪腰子。
　　[**主治**]　肾虚腰痛。
　　[**用量**]　2个。

[**用法**]　将猪肾加千张纸6克,共同焙干研末,每日早晚服。

[**性味**]　咸,平。

[**功效**]　猪肾有治肾虚腰痛、身面水肿、遗精、盗汗等作用。千张纸有补肾作用。

[**解释**]　因房事过多其他原因致肾虚,出现腰腹隐痛、性欲减退等。本品能补肾壮阳。

单方:威灵仙

[**异名**]　灵仙、灵仙藤、七寸风、九草阶、鲜须苗、牛秆草等。

[**主治**]　风湿腰痛。

[**用量**]　9克。

[**用法**]　将威灵仙研细末,调温酒服。

[**性味**]　辛、咸、温;有毒。

[**归经**]　归膀胱经。

[**功效**]　有祛风湿、通经络、消痰涎、散痞积作用。治腰膝冷痛、痛风顽痹。

[**解释**]　因风湿窜入经络,停滞腰府,出现腰痛无力。本品能祛风燥湿、通经活络。

单方:菟丝子

[**异名**]　龙须子、萝丝子、豆须子等。

[**主治**]　腰膝冷痛、麻痹无力。

[**用量**]　50克。

[**用法**]　将菟丝子用酒泡5天后,研细末做丸,每日服2粒。

[**性味**]　辛、甘,平。

〔归经〕　归肝、肾经。

　　〔功效〕　有补肝肾、益精髓、坚筋骨、明目等功效。治腰膝酸痛、遗精等。

　　〔解释〕　因肾虚复感寒湿,出现腰膝冷痛、无力,神疲困倦等。本品能补肾强腰。

单方:补骨脂

　　〔异名〕　黑故子、吉固子等。

　　〔主治〕　肾虚腰痛。

　　〔用量〕　6 克。

　　〔用法〕　将补骨脂研细末,调酒服。

　　〔性味〕　辛,温。

　　〔归经〕　归肾经。

　　〔功效〕　有补肾助阳作用。治肾虚冷泄、滑精、阳痿、腰膝冷痛等。

　　〔解释〕　因房事过多或酒后同房,损伤肾气,出现腰胀腰痛、身困乏力、失眠等。本品能补肾助阳。

单方:伸筋草

　　〔异名〕　抽筋草、筋骨草、金腰带、盘龙草、过山龙、石松等。

　　〔主治〕　风湿腰痛。

　　〔用量〕　20 克。

　　〔用法〕　将伸筋草加鸡血藤 15 克,水煎服。

　　〔性味〕　苦、辛,温。

　　〔归经〕　归肝、脾、肾经。

　　〔功效〕　伸筋草有祛风散寒、除湿消肿、舒筋活血等功效,治风寒湿痹、关节酸痛、跌打损伤等。鸡血藤有活血舒筋等功效,治腰膝酸痛、麻木瘫痪、月经不调等。

　　[解释]　因久卧湿地或热盛时冷水刺激,出现雨天时腰疼酸胀、麻木无力。本品能活血除湿、通经散寒。

　　单方:骨碎补

　　[异名]　碎补、爬岩姜、毛贯众等。
　　[主治]　闪挫腰痛。
　　[用量]　50 克。
　　[用法]　将骨碎补加桂枝 15 克,煎水服。
　　[性味]　苦,温。
　　[归经]　归肝、肾经。
　　[功效]　骨碎补有活血补肾、止血等功效,治肾虚腰痛、风湿痹痛、跌打闪挫等。桂枝有发汗解肌、温经通脉、散寒行血等功效。

　　[解释]　因跌仆本品能抬重物扭伤腰部,损及肾脏,出现腰痛剧痛、四肢冷,得热痛减。本品能活血散寒、补肾强腰。

十四、肩臂腿痛

　　单方:姜黄

　　[异名]　宝鼎香、黄姜等。
　　[主治]　肩臂痛。
　　[用量]　10 克。
　　[用法]　将姜黄研为粗末,水煎后去粗渣服用。
　　[性味]　辛、苦,温。
　　[归经]　归脾、肝经。
　　[功效]　有破血行气、通经止痛等功效。治肩臂痛、跌打

损伤、痛肿等。

　　[解释]　因感受风、寒、湿邪,出现肩痛,痛连手臂。本品能祛风利湿、活血镇痛。

　　单方:茜草

　　[异名]　血见愁、活血丹、满江红、小孩拳、小活血龙、土丹参、红茜根等。

　　[主治]　腿痛。

　　[用量]　200克。

　　[用法]　将茜草用白酒泡7天后服用。

　　[性味]　苦、寒。

　　[归经]　归肝、心经。

　　[功效]　有行血止血、通经活络等功效。治风湿痹痛、跌打损伤、瘀滞肿痛等。

　　[解释]　因外感风寒或湿热之邪,使气血运行不畅,出现腿部肌肉、筋脉或关节作痛。本品能祛邪活血。

　　单方:茄子根

　　[异名]　茄根、茄母、茄科。

　　[主治]　足跟痛。

　　[用量]　250克。

　　[用法]　将茄子根用水煎后洗脚。

　　[性味]　甘、辛,寒。

　　[功效]　有散血消肿功效,可治脚气、足跟痛等。

　　[解释]　因肾亏精血不足,或久走劳伤,出现足跟疼痛,行走不便。本品能补肾化湿、活血镇痛。

单方：桑枝

[**异名**]　桑条。

[**主治**]　臂痛。

[**用量**]　20 克。

[**用法**]　将桑枝切碎，用水煎服。

[**性味**]　苦，平。

[**归经**]　归肝经。

[**功效**]　有祛风湿、利关节、行水气等功效。治风寒湿痹、四肢拘挛、肢体风痒等。

[**解释**]　因风寒湿邪侵袭或痰饮停滞、血不荣筋，或跌仆损伤，出现上下臂关节、肌肉作痛。本品能祛邪通络、养血活血。

单方：豆腐渣

[**异名**]　雪花菜。

[**主治**]　足膝肿痛。

[**用量**]　500 克。

[**用法**]　将豆腐渣炒热，敷在痛处。

[**性味**]　甘，凉。

[**归经**]　归脾、胃、大肠经。

[**功效**]　有健脾胃、利水湿等功效。治脚膝肿痛、疮疡肿毒等。

[**解释**]　因水湿下注于肾，出现足膝肌肉经脉及骨节作痛。本品能补肾祛邪、健脾利湿。

单方：陈艾

[**异名**]　艾叶、灸草、家艾、香艾。

[**主治**]　脚掌寒冷痛。

[用量]　200 克。

[用法]　将陈艾煎汤,熏洗患处。

[性味]　苦、辛,温。

[归经]　归脾、肝、肾经。

[功效]　有理气血、逐寒湿、温经止血等功效。

[解释]　因长期受寒湿或各种原因致气血虚亏,出现脚掌不温,时有寒冷痛,得热痛减。本品能散寒活络。

单方:吴茱萸

[异名]　左力、曲药子等。

[主治]　肩臂痛。

[用量]　50 克。

[用法]　将吴茱萸研末,加黄酒炒热后敷于患处。

[性味]　辛、苦,温;有小毒。

[归经]　归肝、胃经。

[功效]　有温中止痛、理气燥湿的功效。

[解释]　因肩臂长期劳累,风寒湿邪乘虚入侵,出现肩臂疼痛、举手困难等。本品能温经止痛、活血祛邪。

十五、痹　证

单方:虎杖

[异名]　大活血、斑根、金锁王、九龙根、野黄连、苦杖、斑草。

[主治]　周痹。

[用量]　100 克。

[用法]　将虎杖用高粱酒 500 克,浸泡 7 日,每日服 25 毫

升。孕妇忌服。

[**性味**]　苦,平。

[**功效**]　有祛风利湿、破瘀通经等功效。治风湿筋骨疼痛。

[**解释**]　因气虚,风寒湿邪侵入机体,出现周身疼痛、沉重麻木、项背拘紧。本品能益气和营、祛风利湿。

单方:独活

[**异名**]　独摇草、独滑、长生草。

[**主治**]　风痹。

[**用量**]　20克。

[**用法**]　将独活用水煎服。

[**性味**]　辛、苦,温。

[**归经**]　归肾、膀胱经。

[**功效**]　有祛风、渗湿、散寒、止痛等功效。

[**解释**]　因风寒湿侵袭关节、经络,出现关节疼痛,痛无定处。本品能祛风、散寒、利湿。

单方:淫羊藿

[**异名**]　仙灵脾、仙灵毗、千两金、牛角花、肺经草。

[**主治**]　肾痹。

[**用量**]　250克。

[**用法**]　将淫羊藿切细后,用白酒泡浸7天。每日适量服用。

[**性味**]　辛、甘,温。

[**归经**]　归肝、肾经。

[**功效**]　有补肾壮阳、祛风除湿作用。治风湿痹痛、四肢不仁、腰膝无力等。

[解释]　因房事过度伤肾,出现腰背伛偻不能伸、下肢挛曲、腰痛、遗精等。本品能益肾祛邪。

单方:柳枝

[异名]　杨柳枝、柳条、垂柳、青丝柳等。

[主治]　湿痹。

[用量]　2克。

[用法]　将柳枝研细,加酌量茶叶,用开水冲泡当茶饮。

[性味]　苦,寒。

[归经]　归胃、肝经。

[功效]　有祛风利尿、止痛消肿等功效。治风湿痹痛等。

[解释]　因风寒湿邪侵袭关节、经络,出现四肢重着,肌肤顽麻,关节疼痛,痛有定处,遇阴雨发作。本品能除湿、祛风、逐寒。

单方:石楠叶

[异名]　石南叶、风药、栾茶、红树叶、石岩树叶。

[主治]　风痹。

[用量]　6克。

[用法]　将石楠叶研细末,调酒服;或将石楠叶剪碎,用开水冲泡当茶饮。

[性味]　辛、苦,平。

[归经]　归肝、肾经。

[功效]　有祛风、通络、益肾等功效。治风痹、腰背酸痛、肾虚等。

[解释]　因风邪侵袭关节、经络,出现关节疼痛,痛无定处。本品能祛风。

单方:白芥子

[异名]　辣菜子。

[主治]　寒痹。

[用量]　15 克。

[用法]　将白芥子和生姜同研细末,贴在痛处。

[性味]　辛,温。

[归经]　归肺、胃经。

[功效]　有温中散寒、通络止痛等功效。治四肢痹痛麻木、跌仆肿痛、中风不语等。

[解释]　因风寒湿邪侵袭关节、经络,出现四肢关节疼痛,痛势较剧,遇寒更甚,得热痛减。本品能温经散寒。

单方:木瓜根

[异名]　木瓜实根、铁脚梨根。

[主治]　痛痹。

[用量]　250 克。

[用法]　将木瓜根泡白酒服,每日 3 次,剂量适度。

[性味]　酸、涩,温。

[归经]　归肝、脾经。

[功效]　有祛湿舒筋等功效。治痛痹、湿痹等。

[解释]　因风湿寒邪侵入关节、经络,出现关节、肌肉疼痛不止。本品能镇痛、祛风除寒。

单方:丝瓜络

[异名]　丝瓜网、丝瓜筋、丝瓜壳等。

[主治]　全身筋骨痛(筋痹)。

[用量]　500 克。

[**用法**] 将丝瓜络用火焙焦,研细末,加红糖冲服,一次3克。

[**性味**] 甘,平。

[**功效**] 有通经活络、清热化痰等功效。

[**解释**] 因风寒湿邪侵袭于筋,出现筋脉拘挛、关节疼痛等。本品能通经活络。

单方:透骨草

[**主治**] 风湿性关节炎。

[**用量**] 60 克。

[**用法**] 将新鲜透骨草捣烂成泥状,敷于患处。

[**性味**] 辛,温。

[**功效**] 有祛风除湿、舒筋活血、止痛等功效。治风湿痹痛等。

[**解释**] 因风湿之邪侵袭经络关节,出现关节疼痛,遇天气变化更剧。本品能祛风除湿。

十六、癫 狂

单方:莨菪

[**异名**] 天仙子、牙痛子、小颠茄子、熏牙子。

[**主治**] 猝发癫狂。

[**用量**] 250 克。

[**用法**] 将莨菪加白酒 1 千克,浸泡 7 天,把酒倒去,将莨菪烘干,制成药丸,形如小豆,每天 3 次,每次服 2 丸。

[**性味**] 苦,辛,温;有毒。

[**归经**] 归心、胃、肝经。

[**功效**]　有定痫、止痛等功效。治癫狂、疯痫等。用白酒浸泡莨菪是为了减少毒性,酒不能饮用。

[**解释**]　因突然发生痰气郁结,出现精神反常、行为失常、狂言胡语等。本品能顺气、化痰、开窍。

单方:蟾蜍

[**异名**]　癞虾蟆、癞格宝、癞蛤蟆、蚧巴子。

[**主治**]　狂言乱语。

[**用量**]　1 只。

[**用法**]　将蟾蜍焙烧研末,调酒服用。

[**性味**]　辛,凉;有毒。

[**归经**]　归心、肝、脾、肺经。

[**功效**]　有破癥结、行水湿、化毒、杀虫、定痛、强心、利尿等功效。蟾蜍焙烧用以除去毒性。

[**解释**]　因痰迷心窍,出现狂言胡语、哭笑无常、言语错乱。本品能理气、解郁、安神。

单方:伏龙肝

[**异名**]　灶中黄土、釜下土、釜月下土、灶心土。

[**主治**]　癫狂。

[**用量**]　6 克。

[**用法**]　将伏龙肝研成细末,用水吞服,每日 3 次。

[**性味**]　辛,温。

[**归经**]　归肝、脾、胃经。

[**功效**]　有温中燥湿、止呕止血等功效。治癫狂、心痛等。

[**解释**]　因痰气郁结,出现精神抑郁、狂言乱语。本品能安神解郁。

单方:紫河车

[**异名**] 胞衣、混元丹、胎衣、胎盘。

[**主治**] 久癫失志。

[**用量**] 1个。

[**用法**] 将紫河车洗净后,煮汤服用。

[**性味**] 甘、咸,温。

[**归经**] 归肺、肝、肾经。

[**功效**] 有补气、养血、益精等功效。治虚损、羸瘦、神志恍惚、癫痫等。

[**解释**] 因癫狂日久,出现不思饮食、体虚气弱、表情淡漠等。本品能补虚扶正。

单方:苦瓜蒂

[**异名**] 锦荔枝、红姑娘、菩达、凉瓜、癞瓜、红羊。

[**主治**] 癫狂。

[**用量**] 7个。

[**用法**] 将白矾3克与苦瓜蒂研细,用白开水送服,隔3天服一次。

[**性味**] 苦,寒;有小毒。

[**归经**] 归心、肺、胃经。

[**功效**] 有清暑涤热、祛痰解郁、明目解毒等功效。白矾有消痰、燥湿等功效。治痰涎壅盛、癫痫等。苦瓜蒂有毒性,应隔3天服一次,以免损伤身体。

[**解释**] 因痰积心窍,出现癫狂或患者多静、默默独语、哭笑无常、神痴呆立等。本品能祛痰解郁。

单方：龙胆草

[**异名**]　草龙胆、地胆草、胆草、山龙胆、四叶胆、小龙胆等。

[**主治**]　癫狂。

[**用量**]　15 克。

[**用法**]　将龙胆草用水煎服。

[**性味**]　苦、寒。

[**归经**]　归肝、胆经。

[**功效**]　有泻肝胆实火、除下焦湿热等功效。治肝经热盛、惊痫狂躁。

[**解释**]　因肝气郁逆，出现骤然发狂、烦躁不安、妄言乱语、喜动等。本品能清肝泻火、安神解郁。

十七、遗　尿

单方：鸡肠

[**主治**]　遗尿。

[**用量**]　6 克。

[**用法**]　将雄鸡肠炙黄，捣细成末，一天 3 次，饭前服。

[**性味**]　甘、温。

[**归经**]　归脾、胃经。

[**功效**]　有治遗尿、遗精、白浊、痔漏等功效。

[**解释**]　因脾肺气虚，不能约束水道致遗尿。本品能补中益气。

单方：蔷薇根

[**异名**]　刺花根、白残花根、紫米花根。

[**主治**]　小便失禁。

[**用量**]　100克。

[**用法**]　将蔷薇根煮汁饮，每晚1次，连服7日。

[**性味**]　苦、涩，凉。

[**归经**]　归脾、胃经。

[**功效**]　有清热利湿祛风、活血解毒等功效。治尿频、遗尿等。

[**解释**]　因膀胱火邪妄动，出现小便频数难忍、自遗、尿色黄赤等。本品能清热降火。

单方：鸡内金

[**异名**]　鸡肫皮、鸡黄皮、鸡食皮、鸡膝子、鸡合子等。

[**主治**]　遗尿。

[**用量**]　30克。

[**用法**]　将一个鸡内金焙干后，研成细末，分成6小包，每日早、晚各服1包，温开水送服。

[**性味**]　甘，平。

[**归经**]　归脾、胃经。

[**功效**]　有消积滞、健脾胃等功效。治遗尿等。

[**解释**]　因下元虚冷、肾气不固，出现梦遗尿床等。本品能固精缩尿止遗。

单方：鹿角霜

[**异名**]　鹿角白霜。

[**主治**]　小便失禁。

[用量]　12克。

[用法]　将鹿角霜研成细末,用白酒调糊成丸如黄豆大小,每次10丸,用温酒送服。

[性味]　咸,温。

[归经]　归肝、肾经。

[功效]　有补虚助阳等功效。治肾阳不足,小便失禁、食少便溏等。

[解释]　因肾元不足,下焦虚寒而不能制约水液,出现小便不能自主控制。本品能温肾固脬。

单方:桑螵蛸

[异名]　流尿狗、猴儿包、螳螂壳等。

[主治]　遗溺。

[用量]　3克。

[用法]　将桑螵蛸炙焦后加龙骨3克,用盐汤下。

[性味]　咸、甘,平。

[归经]　归肝、肾经。

[功效]　有补肾固精等功效,治遗精白浊、小便频数、遗尿等。龙骨有镇惊安神、敛汗固精等作用。

[解释]　因下元虚冷、肾气不固,出现梦遗尿床、神疲乏力。本品能补肾固精。

单方:益智仁

[异名]　益智子、摘芋子。

[主治]　遗尿。

[用量]　50克。

[用法]　将益智仁加酒、水煎后服。

[性味]　辛,温。

[归经] 归脾、肾经。

[功效] 有温脾暖肾、固精缩尿等功效。治冷气腹痛、中寒吐泻、遗精、小便余沥、夜多小便。

[解释] 因肾元不足、下焦虚寒,不能制约水液,出现小便自遗、身冷胃寒等。本品能暖肾止遗。

十八、阳 痿

单方:栗子

[异名] 板栗、奄子、栗果、大栗。

[主治] 阳事不兴。

[用量] 1 千克。

[用法] 用好酒 2.5 千克,泡浸 7 天。在性交前饮用少许。

[性味] 甘,温。

[归经] 归肾、脾、胃经。

[功效] 有养胃健脾、补肾强筋、活血止血等功效。

[解释] 因房事过度、命门火衰、心脾受损,出现阴茎不举、滑精、腰胀神疲等。本品能补养心脾、补肾壮阳。

单方:阳起石

[异名] 白石、羊起石、石生。

[主治] 阳痿。

[用量] 12 克。

[用法] 将阳起石煅烧成灰,研成细末,用淡盐水或酒送服,一次 1 克。

[性味] 咸,温。

[归经] 归肾经。

［功效］　有温补命门等功效。治下焦虚寒、腰膝冷痹、男子阳痿等。

［解释］　因精气虚亏、命门火衰,出现阴茎不举、形体消瘦、饮食不佳等。本品能温肾补元。

单方:泥鳅

［异名］　鳅、鳅鱼、和鳅。

［主治］　阳痿。

［用量］　500克。

［用法］　将泥鳅煮熟食用。

［性味］　甘,平。

［归经］　归脾经。

［功效］　有补中气、祛湿邪之效。治阳痿等。

［解释］　因惊恐不解、心脾受损,出现阴茎举而不坚等。本品能补肾益气。

单方:麻雀卵

［主治］　阳痿。

［用量］　5个(1次量)。

［用法］　将雀蛋煮食,早晚食用。

［性味］　甘、咸,温。

［归经］　归肾经。

［功效］　有补肾阳、益精血、调冲任等功效。治男子阳痿、女子血枯、崩漏带下等。

［解释］　因房事过度,致命门火衰,出现阴茎不举、腰胀滑精等。本品能补肾壮阳。

单方：地龙

[异名]　曲蟮、蚯蚓、虫蟮等。

[主治]　阳痿不举。

[用量]　6克。

[用法]　将地龙捣汁后,加入少许韭菜汁,用酒调服。

[性味]　咸,寒。

[归经]　归肝、脾、肺经。

[功效]　有清热平肝、止喘通络等功效。韭菜汁性味辛、温。归肝、胃、肾经。有温中行气、散血解毒的功效。酒有活血升阳的作用。

[解释]　因精气虚损、命门火衰,出现阴茎不举、性欲减退、形体消瘦等。本品能温肾补元。

十九、遗　精

单方：乳香

[异名]　熏陆香、马尾香、塌香、西香、浴香等。

[主治]　梦遗。

[用量]　3克。

[用法]　将乳香1小块在睡前口含,半夜时吞下。

[性味]　辛、苦,温。

[归经]　归心、肝、脾经。

[功效]　有调气活血等功效。治梦中遗精等。

[解释]　因梦性交而精液滑泄,多因见色思情、相火妄动或用心过度、心火亢盛所致。本品能清心宁神。

单方：茯苓

[**异名**] 茯菟、茯灵、松木薯、云苓等。

[**主治**] 肾虚遗精。

[**用量**] 12 克。

[**用法**] 将茯苓研细，每天 2 次，调米汤吞服。

[**性味**] 甘、淡，平。

[**归经**] 归膀胱、肾、肺经。

[**功效**] 有渗湿利水、益脾和胃、宁心安神等功效。治遗精、淋浊等。

[**解释**] 因思虑过度、心阴暗耗或房事不节、肾虚亏伤所致遗精，出现梦遗频频、口渴舌干、面红颧赤、疲倦困顿等。本品能清心宁神。

单方：韭菜子

[**异名**] 韭菜仁。

[**主治**] 梦遗。

[**用量**] 20 粒。

[**用法**] 每日用盐汤吞服。

[**性味**] 辛、咸，温。

[**归经**] 归肝经。

[**功效**] 有补肝肾、暖腰膝、壮阳固精等功效。治阳痿梦遗、小便频数等。

[**解释**] 因日久心病及肾，出现阳痿梦遗等，多因见色思情、心火亢盛所致。本品能养阴清心、益肾固精。

单方：干荷叶

[**主治**] 梦遗、滑精。

［用量］ 30克。

［用法］ 将干荷叶研细末,早、晚服,每次3克。

［性味］ 苦、涩,平。

［归经］ 归心、肝、脾经。

［功效］ 有清暑利湿、升发清阳的功效。

［解释］ 因见色思情、虚火妄行,出现夜间色情梦幻,白天精神不振。本品能清火平肝。

单方:五倍子

［异名］ 木附子、百虫仓等。

［主治］ 遗精。

［用量］ 10克。

［用法］ 将五倍子火煨研末,用面粉调敷于肚脐上。

［性味］ 酸,平。

［归经］ 归肺、胃、大肠经。

［功效］ 有敛肺降火等功效。外敷于肚脐上,有平降肾脏虚火、益肾固精的作用。

［解释］ 因肾气亏虚而虚火亢盛,出现长期遗精、尿黄等。本品能降火止遗。

二十、水 肿

单方:稻根

［主治］ 阴水。

［用量］ 400克。

［用法］ 将稻根洗净,水煎服。

［功效］ 有健脾、开胃、下气、消食等功效。

[解释]　因脾阳不振、肾阳虚衰,不能运化水湿,出现面浮足肿,或下肢先肿,按之凹陷,肢冷神疲,身重腰酸。本品能健脾益肾、通阳化湿。

单方:鸡血藤根

[异名]　血风藤。
[主治]　风水。
[用量]　50克。
[用法]　将鸡血藤根加红糖水煎服,红糖一次用100克,连服3～4天。
[性味]　苦、甘,温。
[归经]　归心、脾经。
[功效]　鸡血藤根有疏通经脉、祛瘀血、生新血等功效。红糖性味甘,温。有暖胃和肝、散寒活血、舒筋止血等功效。鸡血藤根与红糖合用,有利水消肿、祛风活络等作用。
[解释]　因风邪侵袭、肺气失宣、水道不通、水湿潴留体内,出现面目、四肢水肿,骨节疼痛,伴发热等。本品能疏风宣肺、利水消肿。

单方:黄瓜皮

[异名]　胡瓜、王瓜等。
[主治]　阳水。
[用量]　100克。
[用法]　将老黄瓜皮取下后水煎服,一天1次。
[性味]　甘,寒。
[功效]　有清热利水、除湿滑肠、镇痛等功效。
[解释]　因肺气失宣、三焦壅滞,水液不能下输膀胱,出现恶寒发热、咳嗽咽痛、面部水肿、腹胀满等。本品能清热利水。

单方：甘遂

[异名]　甘泽、陵泽、肿手花根等。

[主治]　水肿。

[用量]　1.5克。

[用法]　将甘遂研末，用一个鸡蛋打一个小孔，将药末放入蛋内烧熟食用。

[性味]　苦、甘，寒；有毒。

[归经]　归脾、肺、肾经。

[功效]　有泄水饮、破积聚、通二便等功效。将甘遂放入鸡蛋内，有减少毒性、缓和泄泻等作用。

[解释]　因脏腑功能失调或水液输布失司，出现水肿胀满。本品能扶正祛邪、通调水道。

单方：葎草

[异名]　锯锯藤、过沟龙、拉拉藤等。

[主治]　肾性水肿。

[用量]　200克。

[用法]　将新鲜葎草煎水服。

[性味]　甘、苦，寒。

[功效]　有清热利尿、消肿解毒等功效。治淋病、小便不利。

[解释]　因肾脏主水功能失调，出现小腹胀痛、小便淋漓不畅，有灼热感。本品能清热利尿、消肿解毒。

二十一、黄　疸

单方：茵陈蒿

[**异名**]　茵陈、野兰蒿、绒蒿等。

[**主治**]　黄疸。

[**用量**]　12克。

[**用法**]　将茵陈蒿水煎浓汁服。

[**性味**]　辛、苦，凉。

[**归经**]　归肝、脾、膀胱经。

[**功效**]　有清热利湿、泻火平肝等功效。治湿热黄疸、小便不利、风痒疮疥等。

[**解释**]　因湿热相搏，郁而发黄，出现身热烦渴、躁扰不宁、小便灼痛赤涩等。本品能清热利湿。

单方：车前草

[**异名**]　地胆头、七星草、马蹄草、牛甜菜、猪耳草等。

[**主治**]　阳黄。

[**用量**]　50克。

[**用法**]　将车前草捣汁冲服。

[**性味**]　甘，寒。

[**归经**]　归肝、脾经。

[**功效**]　有清热利水、明目祛痰等功效。治小便不通、黄疸、水肿、目赤肿痛、皮肤溃疡等。

[**解释**]　多因感受湿热，侵入肝胆，使胆热液泄，外渗皮肤，出现发热口渴、身目呈橘黄色、小便黄如浓茶汁等。本品能清热利水、祛湿降火。

单方：石龙芮

[异名]　清香草、黄花菜、鬼见愁等。

[主治]　黄疸。

[用量]　50 克。

[用法]　将石龙芮捣汁，敷于手三阴经脉内侧，起疱后点刺破皮。

[性味]　苦、辛，寒；有毒。

[功效]　内服有治痈疖肿毒、瘰疬结核等功效。将石龙芮捣汁外敷手三阴经脉，有调经通腑功效，可达到泻热除湿、扶正祛邪的目的。

[解释]　因外邪湿热毒火入里，出现身目呈黄色、便赤身困等。本品能泄热祛湿、调经通腑。

单方：附子

[异名]　炙附子。

[主治]　阴黄。

[用量]　6 克。

[用法]　将附子加茵陈 12 克，干姜 6 克，水煎服。

[性味]　辛、甘，热。有大毒。

[归经]　归心、脾、肾经。

[功效]　附子有回阳补火、散寒除湿等功效。茵陈有清热利湿，泻火平肝等作用。干姜有发表散寒的作用。

[解释]　因阳黄日久转化，或脾阳不振、寒湿内蕴，出现身目萎黄晦暗、神疲乏力、小便短少等。本品能散寒祛湿。

二十二、霍　乱

单方：高良姜

[异名]　小良姜、海良姜、佛手根等。

[主治]　霍乱。

[用量]　50 克。

[用法]　将高良姜煎水服。

[性味]　辛，温。

[归经]　归脾、胃经。

[功效]　有祛风散寒止痛、行气温胃健脾等功效。治脾胃中寒、脘腹冷痛、呕吐泄泻、食滞等。

[解释]　因感受寒邪或贪食生冷，出现上吐下泻、轻微腹痛、恶寒等。本品能温胃散寒、行气止痛。

单方：桑叶

[异名]　铁扇子、黄桑叶等。

[主治]　霍乱。

[用量]　100 克。

[用法]　将桑叶捣汁服。

[性味]　苦、甘，寒。

[归经]　归肺、肝经。

[功效]　有祛风清热、凉血明目等功效。治瘟病发热、霍乱腹痛、吐下、肺热咳嗽等。

[解释]　因内伤饮食或外感暑热、湿热，郁遏中焦，出现腹中绞痛、呕吐泄泻、发热口渴、小便黄赤等。本品能清热化湿。

单方：侧柏叶

[**异名**]　柏叶、丛柏叶等。
[**主治**]　霍乱转筋。
[**用量**]　250克。
[**用法**]　将侧柏叶煎水后淋洗转筋处。
[**性味**]　苦、涩，寒。
[**归经**]　归心、肝、大肠经。
[**功效**]　有凉血止血、祛风湿、散肿毒等功效；外用有活血解痉、散寒镇痛等作用。
[**解释**]　因霍乱吐泻之后津液暴失、气阴两伤、筋脉失养，出现两腿挛缩、腹部拘急等。本品能祛风湿、活气血。

单方：木瓜

[**异名**]　木瓜实、铁脚梨。
[**主治**]　霍乱吐泻转筋。
[**用量**]　30克。
[**用法**]　将木瓜煎水服。
[**性味**]　酸，温。
[**归经**]　归肝、脾经。
[**功效**]　有平肝和胃、祛湿舒筋等功效。治霍乱吐泻转筋、湿痹、痰疾、水肿等。
[**解释**]　因饮食生冷、不洁之物，或外感暑湿疫疠之气，出现吐泻不止、两腿挛缩等。本品能祛湿舒筋。

单方：生姜

[**主治**]　霍乱足筋急痛。
[**用量**]　250克。

[**用法**]　将生姜捣如膏状贴痛处。

[**性味**]　辛,温。

[**归经**]　归肺、胃、脾经。

[**功效**]　有发表散寒、温中止呕止咳等功效。治呕吐泄泻、转筋、伤寒头痛等。

[**解释**]　因感受寒邪,出现上吐下泻、恶寒、四肢厥冷、足筋急痛等。本品能散寒舒筋。

二十三、痫　证

单方:地龙

[**异名**]　寒蚓、曲蟮、土龙、地龙子、虫蟮、蚯蚓。

[**主治**]　羊痫风。

[**用量**]　9克。

[**用法**]　将地龙焙干,研成细末,用白开水吞服,每日1次。

[**性味**]　咸,寒。

[**归经**]　归肝、脾、肺经。

[**功效**]　有清热平肝、止喘通络等功效。治高热狂躁、惊风抽搐、风热头痛、半身不遂、关节疼痛等。

[**解释**]　因先天因素造成脏腑功能失调、肝风夹痰、闭塞心窍,出现突然昏倒、口中发出似猪羊叫声、牙关紧闭、神志失常等。本品能息风涤痰、镇心开窍。

单方:壁虎

[**异名**]　爬壁虎、天龙、蝎虎、壁宫、地塘虫。

[**主治**]　痫证。

[用量]　1 对。

　　[用法]　将壁虎焙干研细末,用白酒吞服,每日 3 次,连服 7 日。

　　[性味]　咸,寒;有小毒。

　　[功效]　有祛风定惊、散结解毒等功效。治风痰惊痫、中风瘫痪、关节疼痛等。

　　[解释]　因痰浊阻滞、气机逆乱、闭塞心窍所致痫证,出现性情急躁、心烦失眠、便结尿赤、突然跌倒、不知人事、抽搐惊痫等。本品能清肝泻火、祛风定惊。

单方:郁金

　　[异名]　黄郁、毛姜黄。

　　[主治]　痫证。

　　[用量]　12 克。

　　[用法]　将郁金与明矾 12 克共研细末,调拌蜂蜜为丸,每日 2 次,连服 7 日。

　　[性味]　辛、苦,凉。

　　[归经]　归心、肺、肝经。

　　[功效]　郁金有行气解郁、凉血破瘀之功效,治癫狂、热病神昏、胸腹胁肋诸痛、吐血、鼻出血等。明矾性味酸、涩,寒。有消痰燥湿、止泻止血、解毒杀虫之功效,治癫痫、喉痹、痰涎壅盛、肝炎等。

　　[解释]　因脏腑功能失调、气逆夹痰、阻塞心窍,出现突然昏倒、抽搐、吐沫、不省人事、牙关紧闭等。本品能开窍解郁、息风涤痰。

单方:珍珠母

　　[异名]　珠母、明珠母、珠牡。

[**主治**]　痫证。

　　[**用量**]　6 克。

　　[**用法**]　将珍珠母与生代赭石 9 克共研细末,每次服 3 克,每日 2 次。

　　[**性味**]　咸,凉。

　　[**归经**]　归心、肝经。

　　[**功效**]　珍珠母有平肝潜阳、定惊止血之功效,治头眩耳鸣、心悸失眠、癫狂惊痫等。生代赭石性味甘,平。归肝、胃、心包经。有平肝镇逆,凉血止血功效,治惊痫、噎膈反胃等。

　　[**解释**]　因先天因素致脏腑功能失调而成痫证,出现突然仆倒、昏厥、口吐涎沫、两目上视、四肢抽搐,口中发出如猪羊叫声等。本品能开窍定惊、平肝镇逆。

　　单方:全蝎

　　[**异名**]　全虫、钳蝎、茯背虫。

　　[**主治**]　痫证。

　　[**用量**]　6 克。

　　[**用法**]　将全蝎加僵蛹 12 克,共研细末,每次服 0.2 克,放在舌上用津液吞下,每日 1 次。

　　[**性味**]　咸、辛,平;有毒。

　　[**归经**]　归足厥阴经。

　　[**功效**]　全蝎有祛风止痉、通络解毒之功效,治惊风抽搐、癫痫、半身不遂、风湿痹痛等。僵蛹性味辛、咸,平。有镇惊消肿、化痰止咳、退热之功效,治高热惊厥、癫痫、遗尿、咳喘等。

　　[**解释**]　因脏腑功能失调,出现性情烦躁、大便干燥、心烦失眠、间歇发作昏倒等。本品能清肝泻火、化痰开窍。

单方：吴茱萸

[**异名**]　曲药子、吴萸、气辣子。

[**主治**]　痫证。

[**用量**]　60 克。

[**用法**]　将吴茱萸研细末，调拌面粉为饼，用纱布固定在脐窝处，7 日换 1 次。

[**性味**]　辛、苦，温。有小毒。

[**归经**]　归肝、胃经。

[**功效**]　有温中止痛、理气燥湿功效，治脏寒吐泻、脘腹胀痛、呕逆吞酸、头痛等。脐窝处为神阙穴，敷贴该穴有安神救逆的功效，能治腹中虚冷、中风不省人事、腹痛、风痫、角弓反张、泄利不止、水肿臌胀等。

[**解释**]　因肝肾虚亏，出现性情烦躁、癫痫间歇发作、头昏腰酸、神疲恶心等。本品能潜阳安神、滋补肝肾。

单方：礞石

[**异名**]　青礞石、烂石、金礞石。

[**主治**]　痫证。

[**用量**]　9 克。

[**用法**]　将礞石加寒水石 9 克共研细末，用水煎服。

[**性味**]　咸，平。

[**归经**]　归肝、肺、胃经。

[**功效**]　礞石有坠痰、消食、下气、平肝之功效。治顽痰痞积、癫狂惊痫、咳嗽喘急、痰涎上壅等。寒水石性味辛、咸，寒。归心、胃、肾经。有清热降火、利窍消肿等功效。治积热烦渴、吐泻、水肿、尿闭等。

[**解释**]　因痰迷心窍、精神失常，出现突然眼睛上翻、两目

直视、不省人事、抽搐、口吐涎沫、面色青紫等。本品能镇心开窍、息风涤痰。

二十四、失　眠

单方：酸枣仁

[**异名**]　枣仁、酸枣核。

[**主治**]　失眠。

[**用量**]　15 克。

[**用法**]　将酸枣仁焙焦为末，煎水服，每日 1 次。

[**性味**]　甘,平。

[**归经**]　归心、脾、肝、胆经。

[**功效**]　有养肝宁心、安神敛汗之功效。治虚烦不眠、惊悸怔忡、烦渴虚汗等。

[**解释**]　因肾阴不足、心火亢盛、心肾不交,出现心烦失眠、头晕耳鸣、五心烦热、梦遗滑泄、心悸健忘等。本品能滋补肾阴、清心降火。

单方：莲子心

[**异名**]　莲薏、莲心、苦薏。

[**主治**]　失眠。

[**用量**]　30 个。

[**用法**]　将莲子心煎水（煎时加入少许食盐）,每晚临睡前顿服。

[**性味**]　苦,寒。

[**归经**]　归心、肺、肾经。

[**功效**]　有清心去热、止血涩精之功效,治心烦口渴、吐

血、遗精、目赤肿痛等。食盐性味咸,寒。归胃、肾、大小肠经。有清火、凉血、解毒、涌吐等功效。

[解释] 因心虚胆怯、心神受扰,出现心悸多梦、时易惊醒、善惊易恐等。本品能益气镇惊、安神定志。

单方:珍珠母

[异名] 珠母、明珠母、珠牡。

[主治] 失眠。

[用量] 6克。

[用法] 将珍珠母研细末,每次服0.2克,每晚睡前服。

[性味] 咸,凉。

[归经] 归心、肝经。

[功效] 有定惊止血、平肝潜阳之功效。治目眩耳鸣、心悸失眠、癫狂惊痫等。

[解释] 因心脾不足、血不养心,出现多梦易醒、心悸健忘、心烦意乱等。本品能补养心脾、平肝潜阳。

单方:桑葚

[异名] 桑果、桑粒、桑枣、桑实。

[主治] 失眠。

[用量] 15克。

[用法] 将桑葚煎水服,每日2次

[性味] 甘,寒。

[归经] 归肝、肾经。

[功效] 有补肝益肾、滋液息风之功效。治肝肾阴亏、消渴、便秘、耳鸣、失眠等。

[解释] 因病后体虚,肾阴耗伤、心火亢盛、心肾不交,出现心烦失眠、头晕耳鸣、口干津少、梦遗滑精、心悸健忘等。本品

能滋补肾阴、清心降火。

单方:灯芯草

[**异名**]　灯草、水灯芯、虎酒草、铁灯芯,虎须草。
[**主治**]　失眠。
[**用量**]　60克。
[**用法**]　将灯芯草加鲜竹叶60克,水煎服,每日数次。
[**性味**]　甘、淡,寒。
[**归经**]　归心、肺、小肠经。
[**功效**]　灯芯草有清心降火、利尿通淋之功效,治湿热黄疸、心烦不寐、淋病水肿等。鲜竹叶性味甘、淡,寒。归心、肺、胆、胃经。有清热除烦、生津利尿功效。治热病烦渴、小儿惊痫、咳逆等。
[**解释**]　因心脾不足、心虚胆怯,出现多梦易醒、心悸健忘、易惊易怒等。本品能安神定志、镇惊清心。

单方:夜交藤

[**异名**]　首乌藤、棋藤。
[**主治**]　失眠。
[**用量**]　60克。
[**用法**]　将夜交藤加大枣60克水煎服。
[**性味**]　甘、微苦,平。
[**归经**]　归心、肝经。
[**功效**]　夜交藤有养心安神、祛风通络之功效。治失眠多梦、劳伤、血虚身痛、风疮疥癣等。大枣性味甘、温。归脾、胃经。有补脾和胃、益气生津、调营卫、解药毒之功效。治胃虚食少、心悸怔忡、妇人脏躁等。
[**解释**]　因心脾不足、心神失养,出现多梦易醒、失眠、脘

腹胀痛、心悸健忘、神疲乏力等。本品能补养心脾、和胃安神。

二十五、喘　证

单方：鲫鱼

[主治]　喘证。

[用量]　250克。

[用法]　将鲫鱼去肠杂，放瓦上焙干研末；另将姜半夏30克研细末调拌，早晚服用。一次冲服6克。

[性味]　甘，平。

[归经]　归脾、胃、大肠经。

[功效]　鲫鱼有健脾利湿、温中下气之功效。治脾胃虚弱、便血、水肿等。姜半夏性味辛，温；有毒。归脾、胃经。有燥湿化痰、降逆止呕、消痞散结之功效。治呕吐反胃、咳喘痰多、胸膈胀满、头晕不眠等。

[解释]　因痰湿内盛，损伤脾胃，脾虚生痰，痰浊阻肺，出现喘急咳嗽、痰多黏浊、胸中满闷、喉中痰鸣等。本品能燥湿祛痰、降气平喘。

单方：海螵蛸

[异名]　乌贼鱼骨、墨鱼盖。

[主治]　喘证。

[用量]　15克。

[用法]　将海螵蛸洗净后，放在瓦上焙干，然后研成细粉，调拌红糖冲服。

[性味]　咸，微温。

[归经]　归肝、肾经。

[**功效**]　海螵蛸有除湿制酸、止血敛疮作用。治胃痛吞酸、吐血、鼻出血、呕血、枯经闭、腹痛泻痢等。红糖性味甘,温。归肝、脾、胃经。有补中缓肝、活血化瘀之功效。

[**解释**]　因痰浊阻肺、肺失宣降,出现喘急咳嗽、痰多黏浊、胸中满闷等。本品能燥湿定喘。

单方:地龙

[**异名**]　寒蚓、蚯蚓、虫蟮、地龙子、土龙。

[**主治**]　实喘。

[**用量**]　60 克。

[**用法**]　将地龙晒干研细末,每次服 3 克,用白酒吞服。

[**性味**]　咸,寒。

[**归经**]　归肝、脾、肺经。

[**功效**]　有清热平肝、止喘通络之功。治高热狂躁、惊风抽搐、喘息、风热头痛、关节疼痛等。白酒性味甘、苦、辛,温。归心、肝、肺、胃经。有通血脉、御寒气、行药势之功效。治风寒痹痛、胸痹、心腹冷痛等。

[**解释**]　因寒热之邪相搏、肺失宣降,出现胸膈满闷、呼吸急促、时冷时热等。本品能宣肺平喘。

单方:旋覆花

[**异名**]　旋复花,百叶草、金沸花、小黄花、猫耳朵花、六月菊、野油花、夏菊、满天星。

[**主治**]　喘证。

[**用量**]　60 克。

[**用法**]　将鲜旋覆花煎水后滤取药汁内服。

[**性味**]　咸,温。

[**归经**]　归肺、肝、肾经。

[**功效**]　有消痰下气、软坚行水之功。治胸中痰结、胁下胀满、咳喘呃逆等。

　　[**解释**]　因外邪侵袭,肺脏清肃失司,出现胸膈满闷、呼吸急促等。本品能消痰平喘。

　单方:鹿衔草

　　[**异名**]　破血丹、大肺筋草、鹿寿茶、鹿安草。

　　[**主治**]　喘证。

　　[**用量**]　60克。

　　[**用法**]　将鹿衔草与猪肉炖服。

　　[**性味**]　甘、苦,温。

　　[**归经**]　归肝、肾经。

　　[**功效**]　有补虚益肾、祛风除湿、活血调经之功。治虚弱咳喘、劳伤吐血、风湿关节痛等。

　　[**解释**]　因肺肾虚弱、肺失宣降,故出现喘促日久、咳声低弱、自汗畏风、形神疲惫等。本品能益肺定喘、补肾纳气。

　单方:麻黄

　　[**异名**]　华麻黄、草麻黄。

　　[**主治**]　喘证。

　　[**用量**]　1克。

　　[**用法**]　将麻黄与细辛1克共研细末,调拌凡士林,贴于肺俞穴处。

　　[**性味**]　辛、苦,温。

　　[**归经**]　归肺、膀胱经。

　　[**功效**]　麻黄有发汗平喘、利水通窍之功。治咳嗽气喘、骨节疼痛、发热恶寒、顽痹等。细辛性味辛,温。归肺、肾经。有祛风散寒、通窍止痛之功效。治风冷头痛、痰饮咳逆、风湿痹痛

等。

　　[**解释**]　因外邪侵袭、寒湿内盛,出现胸膈满闷、呼吸急促,初起多兼恶寒头疼、喉中痰鸣等。本品能宣肺平喘。

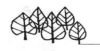

第三章 外 科

一、丹 毒

单方：仙人掌根

[**异名**] 神仙掌根、观音掌根、观音刺根。

[**主治**] 丹毒。

[**用量**] 1 块。

[**用法**] 将仙人掌根捣汁敷患处。

[**性味**] 苦,寒。

[**归经**] 归心、肺、胃经。

[**功效**] 有行气活血、消肿解毒、排脓生肌、清热镇痛等功效。

[**解释**] 因风热化火、热壅血瘀,出现局部红肿、痒痛间作、发热恶寒、头痛口渴等。本品能凉血化痰、清热消肿。

单方：紫背浮萍

[**异名**] 浮萍、水帘、田萍、紫萍等。

[**主治**] 丹毒。

[**用量**] 50 克。

[**用法**] 将紫背浮萍烧灰研成细末,用菜油调敷患处。

[**性味**] 辛,寒。

[**归经**] 归肺经。

[**功效**] 有发汗、祛风、行水、清热解毒等功效。可治丹

毒、风热隐疹、疮癣等。

[解释] 因风湿热化火,出现患处鲜红一片,灼热痒痛。本品能清热解毒、祛风利湿。

单方:木芙蓉叶

[异名] 拒霜叶、芙蓉花叶、铁箍等。

[主治] 丹毒。

[用量] 30克。

[用法] 将木芙蓉叶晒干研细末,用菜油调敷患处。

[性味] 辛,平。

[归经] 归肝、肺经。

[功效] 有凉血解毒、消肿止痛等功效。治痈疽燆肿、缠身蛇丹、目赤肿痛等。

[解释] 因风湿热化火,出现患处鲜红成片、灼热痒痛等。本品能清热解毒。

单方:佛耳草

[异名] 鼠曲草、毛耳朵、猫耳朵、清明菜、菠菠菜、孩儿草、黄花果、白芒果、田艾等。

[主治] 丹毒。

[用量] 100克。

[用法] 将佛耳草捣烂,擦敷患处;也可内服。

[性味] 甘,平。

[归经] 归肺经。

[功效] 有化痰止咳、解热祛湿等功效。

[解释] 因湿热化火,出现患处红肿、痒痛,严重时发热恶寒、神昏谵语、恶心呕吐等。本品能祛湿消肿。

单方:生姜

[**异名**]　老姜。

[**主治**]　丹毒。

[**用量**]　9克。

[**用法**]　将生姜焙干研细末,用蜂蜜涂搽外搽患处。

[**性味**]　辛,温。

[**归经**]　归肺、脾、胃经。

[**功效**]　生姜内服有发表散寒等功效;外搽有燥湿活血追风的作用。蜂蜜有清热润肤的作用。

[**解释**]　因风邪湿毒化火,出现全身灼热痒痛。本品能祛风燥湿。

单方:灶心土

[**异名**]　伏龙肝、灶中黄土。

[**主治**]　缠蛇丹。

[**用量**]　100克。

[**用法**]　将灶心土研细末,用清油调匀涂患处。

[**性味**]　辛,温。

[**归经**]　归脾、胃经。

[**功效**]　有温中燥湿、止吐止血等功效。治痈肿、溃疡等。

[**解释**]　因心肝二经火邪湿毒凝结,出现患处刺痛发红、水疱等。本品能燥湿降火。

单方:枳实

[**异名**]　香橼枳实、酸橙枳实等。

[**主治**]　风丹疹。

[**用量**]　50克。

[**用法**]　将枳实用醋泡渍后,用火炒热熨患处。

[**性味**]　苦、寒。

[**归经**]　归脾、胃经。

[**功效**]　枳实有破气散痞、消积等功效。醋有清热散瘀活血的作用。

[**解释**]　因风邪郁于肌肤,出现皮肤痒痛、丘疹隐隐,微红。本品能祛风活血。

单方:黄芩

[**异名**]　土金茶根、空肠、空心草等。

[**主治**]　火丹赤肿。

[**用量**]　30 克。

[**用法**]　将黄芩研细末,用水调匀敷患处。

[**性味**]　苦,寒。

[**归经**]　归心、肺、胆、大肠经。

[**功效**]　有泻实火、除湿热、止血、安胎等功效。治壮热烦渴、黄疸、痈肿疔疮等。

[**解释**]　因风热化火,出现头部痒痛、灼热赤肿、壮热烦躁、神昏恶心等。本品能清热泻火、解毒消肿。

单方:大戟

[**异名**]　下马仙、龙虎草、千层塔等。

[**主治**]　丹毒脚肿。

[**用量**]　50 克。

[**用法**]　将大戟用水煮后洗澡。

[**性味**]　苦、辛,寒;有毒。

[**归经**]　归肺、脾、肾经。

[**功效**]　有泄水饮、利二便等功效。治水肿、痈疽肿毒、隐

疹等。

　　[**解释**]　因湿热化火或外感毒邪,出现下肢肿,患部鲜红、灼热痒痛等。本品能燥湿攻毒消肿。

二、湿　疹

　　单方:旱莲草

　　[**异名**]　墨旱莲、莲草、墨记菜、摘头乌、黑墨草、水旱莲、水炭草、金丝麻等。
　　[**主治**]　湿毒。
　　[**用量**]　100 克。
　　[**用法**]　先将患足用冷开水洗净,再用旱莲草捣汁敷上。
　　[**性味**]　甘、酸,凉。
　　[**归经**]　归肝、肾经。
　　[**功效**]　有凉血止血、补肾益阴等功效。
　　[**解释**]　因湿气郁积成毒,出现溃烂流黄水,创面难愈合。本品能祛湿凉血、排脓生肌。

　　单方:五倍子

　　[**异名**]　文蛤、百虫仓、木附子。
　　[**主治**]　黄水疮。
　　[**用量**]　6 克。
　　[**用法**]　将五倍子炒黄研细末,撒于患处。
　　[**性味**]　酸,平。
　　[**归经**]　归肺、胃、大肠经。
　　[**功效**]　有解毒止血等功效。治外伤出血、肿毒、疮疖等。
　　[**解释**]　因脾胃湿热过盛,兼受风邪,风邪与湿热相搏,出

现皮肤起红斑,水疱变为脓疱,痒而兼痛、流黄水等。本品能祛风燥湿、清热凉血。

单方:韭菜

[异名]　草钟乳、起阳草、懒人菜、壮阳草。

[主治]　恶疮。

[用量]　100 克。

[用法]　将韭菜捣汁,加香油和少量食盐,调擦患处。

[性味]　辛,温。

[归经]　归肝、胃、肾经。

[功效]　有解毒散血、温中行气等功效。外治恶疮、肿毒等。

[解释]　因风热夹湿毒之气,出现焮肿痛痒、溃烂浸淫等。本品能清热解毒、祛湿凉血。

单方:樟木

[异名]　香樟木、樟材、吹风散、香樟、樟脑树等。

[主治]　湿毒。

[用量]　60 克。

[用法]　将樟木研碎熬水熏洗患部。

[性味]　辛,温。

[归经]　归肝、脾、肺经。

[功效]　有祛风湿、行气血、利关节等功效。治湿毒、癣疥、跌打损伤等。

[解释]　因湿气郁积成毒,出现小腿溃烂流黄水,创面难愈合。本品能祛风湿、行气血。

单方:米糠油

[**主治**] 浸淫疮。

[**用量**] 1碗。

[**用法**] 用大碗一个,以纸紧封碗口,取细针在纸上刺许多小孔,将米糠堆放在上面,引火烧米糠,在烧离纸0.5厘米许,将糠灰与纸一并除去,碗底留下有黑褐色油状物即为米糠油,用该油敷患处。

[**功效**] 有止痒、润肤、祛湿等功效。治癣、鹅掌风等。

[**解释**] 因心火脾湿、凝滞不散,复感风邪于肌肤,出现瘙痒不止,皮破流溢黄水,蔓延迅速,浸淫成片。本品能祛风胜湿、清热凉血。

单方:蚕豆荚

[**异名**] 佛豆荚、胡豆荚、夏豆荚、罗泛豆荚等。

[**主治**] 黄水疮。

[**用量**] 20克。

[**用法**] 将蚕豆荚烧灰后,用菜油调匀擦患处。

[**功效**] 有利尿渗湿作用。可治水肿、天疱疮、黄水疮等。

[**解释**] 因脾胃湿热过盛,兼与风邪相搏,出现患处奇痒而痛、流黄水等。本品能清热凉血、祛风利湿。

单方:大黄

[**异名**] 川军、将军、锦纹大黄等。

[**主治**] 湿疹水疱期。

[**用量**] 9克。

[**用法**] 将大黄研细末,用清油调搽患处。

[**性味**] 苦,寒。

[**归经**]　归胃、大肠、肝经。

[**功效**]　大黄有泻毒破积行瘀等功效。治实热便秘、吐血、痈疡肿毒等。清油有润肤清热的作用。

[**解释**]　因风邪湿热客于肌肤,出现患处丘疹、水疱、瘙痒、黄水淋漓。本品能清热利湿。

单方:松实

[**异名**]　松球、松果。

[**主治**]　湿疹。

[**用量**]　30克。

[**用法**]　将松实加水研磨,用磨液涂搽患处。

[**性味**]　苦,温。

[**归经**]　归大肠经。

[**功效**]　有利湿、活血、祛风等功效。治风痹、肠燥便结。

[**解释**]　因长期湿气郁积成毒,出现皮肤粗糙、瘙痒无度等。本品能祛风活血。

单方:吴茱萸

[**异名**]　左力、吴萸、曲药子等。

[**主治**]　湿疹。

[**用量**]　12克。

[**用法**]　将吴茱萸研细末,用凡士林调敷患处。

[**性味**]　辛、苦,温;有毒。

[**归经**]　归肝、胃经。

[**功效**]　有温中止痛、理气燥湿等功效。治湿疹、黄水疮等。

[**解释**]　因湿热毒气郁积肌肤,出现患处丘疹、奇痒、心烦等。本品能清热燥湿。

单方：蚌肉

[**异名**] 河蛤蜊、河歪。

[**主治**] 湿疹。

[**用量**] 1 个。

[**用法**] 将新鲜蚌肉焙干研细末,加少许冰片外搽患处。

[**性味**] 甘、咸,寒。

[**归经**] 归肝、肾经。

[**功效**] 有清热滋阴、解毒明目等功效。治湿疹等。

[**解释**] 因湿邪郁于肌肤,出现小腿溃烂、瘙痒、流黄水。本品能清热祛湿。

三、冻　疮

单方：生姜

[**异名**] 姜、老姜。

[**主治**] 冻疮。

[**用量**] 1 块。

[**用法**] 将生姜在热灰中煨热,切开搽患处。

[**性味**] 辛,温。

[**归经**] 归肺、胃、脾经。

[**功效**] 有发表、散寒、止呕、止咳等功效。

[**解释**] 因冷风严寒伤及皮肉,使气血凝滞,出现手足、耳郭呈红斑片状,灼痛。本品能温阳散寒。

单方：苦楝子

[**异名**] 苦楝、楝树果、楝枣子等。

[**主治**]　冻疮溃烂。

[**用量**]　20 克。

[**用法**]　将苦楝子煎水冲洗患处。

[**性味**]　苦,寒。有微毒。

[**功效**]　有清热、燥湿、杀虫等功效;外用治冻疮等。

[**解释**]　因冷冻伤及皮肉,使气血凝滞,出现冻疮处溃烂,缠绵难愈。本品能活络行血。

单方:荆芥

[**异名**]　香荆芥、钱芥、四棱秆蒿、假苏。

[**主治**]　冻疮。

[**用量**]　100 克。

[**用法**]　将荆芥用水煎煮,一天擦洗数次。

[**性味**]　辛,温。

[**功效**]　有发表、散风、发疹等功效。治皮肤瘙痒、冻疮等。

[**解释**]　因冷冻伤及皮肉,气血凝滞,出现冻伤处红斑、灼痛、麻木等。本品能活血散寒。

单方:白及

[**异名**]　白芨、冰球子、白乌鸡头、羊角七、利知子等。

[**主治**]　冻疮。

[**用量**]　10 克。

[**用法**]　将白及研细末,敷于患处。

[**性味**]　苦、甘,凉。

[**归经**]　归肺经。

[**功效**]　有补肺、止血、消肿、生肌、敛疮等功效。治金疮止血、手足皲裂等。

〔**解释**〕 因冷冻伤及皮肉、气血凝滞,出现冻伤处溃烂肿痛,缠绵难愈等。本品能消肿生肌。

单方:醋

〔**异名**〕 米醋、苦酒等。

〔**主治**〕 冻脚疮。

〔**用量**〕 100 克。

〔**用法**〕 将醋煎热后,烫洗患处。

〔**性味**〕 酸、苦,温。

〔**归经**〕 归肝、胃经。

〔**功效**〕 有散瘀止血、解毒杀虫等功效。治产后血晕、阴部瘙痒、痈疽疮肿等。

〔**解释**〕 因外来风寒使肌肤气血凝滞,出现冻伤处红肿、奇痒。本品能祛寒散瘀。

单方:黄柏

〔**异名**〕 黄菠萝、黄檗等。

〔**主治**〕 冻疮。

〔**用量**〕 3 克。

〔**用法**〕 将黄柏研细末,用乳汁调涂患处。

〔**性味**〕 苦,寒。

〔**归经**〕 归肾、膀胱经。

〔**功效**〕 黄柏有清热燥湿、泻火解毒等功效。治泄泻、梦遗、疮疡肿毒、目赤肿痛等。乳汁有润肌肤、清泻火毒的作用。

〔**解释**〕 因体内阳气虚弱、血流不畅,受寒邪侵袭,出现四肢麻木、畏寒怕冷、冻伤处红肿痒痛。本品能与乳汁同用,有润肌肤、清热防冻疮感染作用。

单方：蚌壳粉

[**异名**]　蚌粉、蚌壳灰、蜃灰等。

[**主治**]　冻疮溃烂。

[**用量**]　3 克。

[**用法**]　将蚌壳煅后研细末。已溃烂处撒干末，未溃烂处用油调敷。

[**性味**]　咸，寒。

[**归经**]　归肺、肝、胃经。

[**功效**]　有化痰消积、清热燥湿等功效；外用有生肌的作用。

[**解释**]　因风寒侵袭肌肤，出现冻疮处溃烂，疼痛不收口。本品能生肌、消肿、润肤。

单方：茄根

[**异名**]　茄母、茄科。

[**主治**]　冻疮未溃。

[**用量**]　100 克。

[**用法**]　将茄根水煎后烫洗患处。

[**性味**]　甘、苦，寒。

[**功效**]　有散血消肿等功效，治脚气、齿痛、冻疮。

[**解释**]　因冷风寒雪伤及肌肤使气血凝滞，出现冻疮处红肿痒痛、有硬结。本品能散血消肿。

单方：瓦楞子

[**异名**]　血蛤皮、花蚬壳、瓦垄子等。

[**主治**]　冻疮溃烂。

[**用量**]　12 克。

[**用法**]　将瓦楞子煅后研细末,将药撒在溃烂处。

[**性味**]　甘、咸,平。

[**归经**]　归肝、脾经。

[**功效**]　有化痰软坚、散瘀消积等功效。治瘰疬、冻疮等。

[**解释**]　因寒邪入侵肌肤,出现患处红肿溃烂、瘙痒、四肢麻木。本品能生肌散寒、活血化瘀。

四、秃　疮

单方:露蜂房

[**异名**]　蜂窝、马蜂包、马蜂窝、野蜂房、纸蜂房、草蜂子窝等。

[**主治**]　秃疮。

[**用量**]　20 克。

[**用法**]　将露蜂房研细末,用猪油调敷。

[**性味**]　甘,平;有毒。

[**归经**]　归肝、肺经。

[**功效**]　有祛风、攻毒、杀虫等功效。治头癣、隐疹瘙痒、疮毒等。

[**解释**]　因风邪湿热袭于头部而致秃疮,出现发枯脱落,有瘙痒感等。本品能祛风散结。

单方:川花椒

[**异名**]　川椒。

[**主治**]　秃疮。

[**用量**]　20 克。

[**用法**]　将川花椒与花生油同煎后去渣,冷后敷于患处。

[**性味**] 辛,温。有微毒。

[**归经**] 归脾、肺、肾经。

[**功效**] 川花椒有温中散寒、除湿杀虫功效。治疮疥等。花生油有润肤、健肤的作用。

[**解释**] 因风邪湿热侵袭头皮腠理,出现初起头皮起斑,逐渐蔓延成片,毛发干枯断折等。本品能祛风利湿、止痒杀虫。

单方:蚌壳

[**异名**] 蚌蛤、蜃。

[**主治**] 秃疮。

[**用量**] 10 个。

[**用法**] 将蚌壳煅后研细末,再用芝麻油调匀搽患处。

[**性味**] 咸,寒。

[**归经**] 归肺、肝、胃经。

[**功效**] 蚌壳有化痰消积、清热燥湿等作用。治秃疮、湿疮等。芝麻油有润燥、保护肌肤的作用。

[**解释**] 因风邪袭入头皮腠理、结聚不散,出现发枯脱落,形成秃斑。本品能祛风邪、散湿热。

单方:紫草

[**异名**] 紫草根、山紫草、红石根等。

[**主治**] 秃疮。

[**用量**] 9 克。

[**用法**] 先将芝麻油烧热,然后放入紫草炸焦。放冷后用油搽于患处。

[**性味**] 苦,寒。

[**归经**] 归心包经、肝经。

[**功效**] 有凉血活血、清热解毒等功效。治湿热斑疹、湿

热黄疸、湿疹、丹毒等。

[**解释**]　因风邪湿热袭入头皮腠理,出现头皮起斑,蔓延成片,毛发脱落等。本品能清热凉血、祛风除湿。

单方:山豆根

[**异名**]　山大豆根、苦豆根、广豆根等。
[**主治**]　白秃疮。
[**用量**]　12 克。
[**用法**]　将山豆根研细末,用水调敷患处。
[**性味**]　苦,寒。
[**归经**]　归心、肺、大肠经。
[**功效**]　有清火解毒、消肿止痛等功效。治喉痛、热肿、秃疮、疥癣等。
[**解释**]　因风邪袭入头皮腠理,结聚不散,出现头皮有灰白色屑斑、瘙痒、发枯脱落等。本品能祛风清火、解毒止痒。

单方:白头翁

[**异名**]　野丈人、白头公、老翁花、粉草、老冠花等。
[**主治**]　白秃疮。
[**用量**]　50 克。
[**用法**]　将白头翁烧灰存性,用香油调敷患处。
[**性味**]　苦,寒。
[**归经**]　归大肠、肝、胃经。
[**功效**]　白头翁有清热凉血、解毒等功效,治秃疮、毒痢等。香油有润肤清热调药的作用。
[**解释**]　因受毒邪侵袭,出现头上生花癣,蔓延成片,毛发干枯、脱落等。本品能清热凉血、解毒润肤。

单方:苦楝皮

[**异名**]　双白皮、楝皮、楝根木皮等。

[**主治**]　秃疮。

[**用量**]　50 克。

[**用法**]　将苦楝皮放菜油内熬煎,取浮油外搽于患处,隔日 1 次。

[**性味**]　苦,寒;有毒。

[**功效**]　苦楝皮有清热燥湿、杀虫等功效,治蛔虫、风疹、秃疮等。用菜油制作有缓解毒性、润肤清热的作用。

[**解释**]　因风邪湿热郁于头皮,出现头皮瘙痒,斑块成片,毛发易落等。本品能清热燥湿、杀虫解毒。

单方:药用硫黄

[**异名**]　石硫黄、黄牙、昆仑黄等。

[**主治**]　秃疮。

[**用量**]　1.5 克。

[**用法**]　将药用硫黄研细末,把 4 个鸡蛋煮熟取蛋黄,在锅内炒出油后加进硫黄粉,调敷患处。

[**性味**]　酸,热;有毒。

[**归经**]　归肾、脾经。

[**功效**]　药用硫黄有壮阳杀虫等功效。治阳痿、疥癣、癫疮等。蛋黄油有润肤清热解毒的作用。

[**解释**]　因风湿热毒郁于头皮,或外感毒邪,出现头部秃疮奇痒,破皮流黄水、脱发等。本品能祛风燥湿、杀虫解毒。

五、乳 痈

单方：瓜蒌

[异名] 栝楼、柿瓜、野苦瓜、杜瓜、药瓜、鸭屎瓜等。

[主治] 乳痈。

[用量] 9 克。

[用法] 将瓜蒌焙焦研末,用酒送下。

[性味] 甘、苦,寒。

[归经] 归肺、胃、大肠经。

[功效] 有润肺、化痰、散结等功效。治乳痈、胸痹、结胸、痈肿等。

[解释] 因肝气郁结、胃热壅滞,出现乳房硬结、胀痛等。本品能舒肝清胃、通乳散结。

单方：王不留行

[异名] 不留行、剪金花、金盏银台、麦蓝菜、大麦牛等。

[主治] 乳痈。

[用量] 15 克。

[用法] 将王不留行水煎服,每日 3 次。

[性味] 苦,平。

[归经] 归肝、胃经。

[功效] 有行血通经、催生下乳、消肿敛疮功效。治乳汁不通、痈肿等。

[解释] 因肝气郁结、胃热壅滞,出现乳房红肿、硬结、胀痛,乳汁不通等。本品能活血消肿、通乳散结。

单方：生虾壳

[异名]　生青虾壳。

[主治]　乳痈。

[用量]　36 克。

[用法]　将生虾壳焙干研成细末,每日早、晚各服 6 克,连服 3 天。

[性味]　甘,温。

[归经]　归肝、肾经。

[功效]　有补肾壮阳、通乳托毒功效。治乳汁不下、丹毒、痈疽、臁疮等。

[解释]　因肝气郁结、胃热壅滞,出现乳房红肿、乳汁不通、疼痛不止等。本品能消肿通乳。

单方：龟板

[异名]　龟壳、元武板、龟筒等。

[主治]　乳痈。

[用量]　1 块。

[用法]　将龟板煅存性,研细末,用热酒冲服。

[性味]　咸、甘,平。

[归经]　归肝、胃经。

[功效]　有滋阴、潜阳、补肾、健骨等功效。治痔疮、乳痈等。

[解释]　因肝气郁结、胃热壅滞,出现乳房红肿、拒按、胀痛等。本品能破结散血、行血通乳。

单方：苎麻根

[异名]　苎根、苎麻头、天名精、山麻等。

［**主治**］ 乳痈。

［**用量**］ 100 克。

［**用法**］ 将苎麻根洗净捣烂,敷于患处。

［**性味**］ 甘,寒。

［**归经**］ 归肝经。

［**功效**］ 有清热止血、解毒散瘀等功效。治丹毒、痈肿、跌打损伤等。

［**解释**］ 因肝气郁结、胃热壅滞,出现乳房红肿、拒按、胀痛、乳汁不通等。本品能清热散瘀。

单方:丝瓜络

［**异名**］ 丝瓜网、丝瓜壳、瓜络、天罗线、丝瓜筋、千层楼等。

［**主治**］ 乳痈溃烂。

［**用量**］ 1 条。

［**用法**］ 将丝瓜络和冰片少许研细,调菜油搽患处。

［**性味**］ 甘,平。

［**归经**］ 归肝、胃经。

［**功效**］ 丝瓜络有通经活络、清热化痰功效。治痈肿、乳汁不通等。冰片有通诸窍、散郁火、消肿止痛等作用。菜油有润肤、调和药物的作用。

［**解释**］ 因肝气郁结、胃热壅滞,出现乳房肿胀溃烂、疼痛不止。本品能活络散结、凉血生肌。

单方:地黄

［**异名**］ 干地黄、原生地、干生地等。

［**主治**］ 乳痈。

［**用量**］ 50 克。

[**用法**]　将新鲜地黄捣汁敷患处。

[**性味**]　甘、苦,凉。

[**归经**]　归心、肝、肾经。

[**功效**]　有滋阴养血、通血脉、补虚损、活络消肿等功效。

[**解释**]　因肝气郁结、乳络不通,出现乳房红肿、胀痛拒按等。本品能滋阴养血、活络消肿。

单方:樟柳头

[**异名**]　白石笋、水蕉花等。

[**主治**]　乳痈。

[**用量**]　50 克。

[**用法**]　将樟柳头炒热后外熨患处。

[**性味**]　辛,寒;有毒。

[**功效**]　有行水消肿功效。治痈肿恶疮、白浊等。

[**解释**]　因胃热壅滞乳络,出现乳房呈紫色,按之疼痛。本品能清热消肿、活血化瘀。

六、痔　疮

单方:马钱子

[**异名**]　苦实、马前、牛银、大方八。

[**主治**]　痔疮。

[**用量**]　10 克。

[**用法**]　马钱子研细末,调醋搽患处。

[**性味**]　苦,寒;有毒。

[**功效**]　马钱子有散血热、消肿、止痛等功效。可治痈疽、肿毒、恶疮等。醋有散瘀解毒的作用。

〔解释〕 因湿热内积、生风化燥、浊气瘀血下注肛门,出现肛门内有一小肉突起。本品能清热、凉血、祛湿。

单方:桑螵蛸

〔异名〕 刀螂子、螳螂蛋、流尿狗、猴儿包、螳螂壳。

〔主治〕 内痔。

〔用量〕 15 克。

〔用法〕 将桑螵蛸烧灰研细末,调菜油涂患处。

〔性味〕 咸、甘,平。

〔归经〕 归肝、肾经。

〔功效〕 有散结疏风、清热润燥等功效。

〔解释〕 因平素湿热内积、浊气瘀血、下注肛门。出现肛门痔疮突起、疼痛不适。本品能润燥祛风、清热凉血。

单方:白矾

〔异名〕 矾石、理石、明矾。

〔主治〕 痔疮。

〔用量〕 50 克。

〔用法〕 将白矾放入盆内,以沸水泡药,坐盆熏蒸患处,待不烫手时用药水轻轻擦洗。

〔性味〕 酸、涩,寒。

〔归经〕 归肺、脾、胃、大肠经。

〔功效〕 有祛痰燥湿、止泻、止血、解毒、杀虫等功效。治疮癣、疥癣等。

〔解释〕 因过食辛辣、湿热内积、体内生风化燥、浊气瘀血下注肛门、久坐久立使湿热毒气郁结肛门,出现肛门内外有肿结、小肉突起。本品能润燥疏风。

单方:木鳖子

[**异名**] 土木鳖、漏苓子、地桐子、鸭屎瓜子等。

[**主治**] 外痔。

[**用量**] 1个。

[**用法**] 将醋少许放入碗内,然后用木鳖子磨碾,取汁涂于外痔上。

[**性味**] 苦、微甘,凉;有毒。

[**归经**] 归肝、脾、胃经。

[**功效**] 木鳖子有消肿散结、解毒等功效,治痔疮、疔疮等。醋有散瘀解毒作用。

[**解释**] 因平素湿热内积、浊气瘀血下注肛门,出现肛门外有一小肉结。本品能消肿、散结、解毒。

单方:威灵仙

[**异名**] 灵仙藤、铁灵仙、老虎须、七寸风、黑木通、灵仙等。

[**主治**] 痔核出血。

[**用量**] 3克。

[**用法**] 将威灵仙研细末内服。

[**性味**] 辛、咸,温。

[**归经**] 归膀胱经。

[**功效**] 有祛风湿、通经络、清痰涎、散痞积等功效。

[**解释**] 因平日湿热内积或过食辛辣而致痔核出血,出现排便困难、排便出血等。本品能祛风湿、散瘀积。

单方:猪胆汁

[**主治**] 痔疮、肛肿裂。

［用量］　1个。

［用法］　将猪胆汁煎熬后加红糖外敷患处。

［性味］　苦,寒。

［归经］　归肝、胆、肺、大肠经。

［功效］　猪胆汁有清热润燥、解毒杀虫等功效。治便秘、痈肿、疔疮、痔疮等。红糖有散瘀等作用。

［解释］　因体内湿热生风化燥、浊气瘀血下注肛门,出现肛门破裂、肿痛、血流外溢等。本品能清热润燥。

单方:五倍子叶

［异名］　木附子叶、百虫仓叶等。

［主治］　外痔。

［用量］　500克。

［用法］　将五倍子叶煮水外洗患处。

［性味］　酸,平。

［归经］　归肺、胃、大肠经。

［功效］　有涩肠敛肺、止血解毒等功效。治痔疮、脱肛等。

［解释］　因久坐久立或长期大便秘结使湿热毒气郁结肛门,出现肛门部有异物、红肿、疼痛,泻便痛剧。本品能降火毒、散瘀结。

单方:牛蒡根

［异名］　恶实根、牛菜等。

［主治］　痔疮。

［用量］　9克。

［用法］　将牛蒡根研细末,用菜油调敷患处。

［性味］　苦,寒。

［归经］　归肺经。

[**功效**]　有祛风热、消肿毒等功效。治痈疽疮疥、风毒面肿、痔疮等。

[**解释**]　因平素湿热内积、浊气瘀血下注肛门,出现肛内有一小肉结,大便困难。本品能祛风散结、清热润燥。

单方:田螺

[**异名**]　黄螺。

[**主治**]　痔疮。

[**用量**]　1 个。

[**用法**]　将 0.3 克冰片放入田螺内,然后取田螺内的水搽患处。

[**性味**]　甘、咸,寒。

[**归经**]　归膀胱、肠、胃经。

[**功效**]　田螺有清热利水等功效,治热结小便不通、痔疮、疔疮肿毒等。冰片有通诸窍、散郁火等作用。

[**解释**]　因平素湿热内积或过食辛辣,出现肛门疼痛,大便时脱肛便血等。本品能清热利湿、泻毒收肛。

七、疔　疮

单方:新鲜芭蕉根

[**异名**]　芭蕉头根。

[**主治**]　疔疮、痈、疖。

[**用量**]　400 克。

[**用法**]　将新鲜芭蕉根捣烂绞汁,生服,并可捣烂敷于患处。

[**性味**]　甘,大寒。

[归经] 归脾、肝经。

[功效] 有清热、止渴、利尿、解毒等功效。治痈肿疔疮、丹毒等。

[解释] 因外感风邪火毒及四时邪气,出现患处焮红发热、肿势日增、疼痛剧烈。本品能清热解毒。

单方:七叶一枝花

[异名] 蚤休、重楼。

[主治] 红丝疔。

[用量] 1 只。

[用法] 将七叶一枝花磨水涂在疮顶上。

[性味] 苦,寒;有微毒。

[归经] 归心、肝经。

[功效] 有清热解毒、消肿定惊等功效。治疮疖、痈肿等。

[解释] 因火毒凝聚或伤口感染,出现患处红肿热痛、红线窜走等。本品能清热解毒、消肿止痛。

单方:灯笼草

[异名] 泡泡草、鬼灯笼、荷小草、响铃子。

[主治] 疔疮。

[用量] 15 克。

[用法] 将灯笼草捣汁敷患处,每日换 1 次。

[性味] 甘、淡,微寒。

[功效] 有清热行气、止痛消肿等功效。治疔疮等。

[解释] 因外感风邪火毒及四时邪气,出现局部疔疮,发病较急,初起如栗,坚硬根深,疼痛剧烈。本品能清热解毒、消肿止痛。

单方：马鞭草根

[**异名**]　风颈草根、狗牙草根、鹤膝风根、铁马莲根、红藤草根等。

[**主治**]　手掌疔。

[**用量**]　100克。

[**用法**]　将马鞭草根捣烂，加入少量醋，敷贴于患处。

[**性味**]　苦，凉。

[**归经**]　归肝、脾经。

[**功效**]　有清热解毒、利水消肿、活血化瘀等功效。治痈肿疮毒。

[**解释**]　因心包经火毒炽盛，出现疔疮处肿硬痛痒。本品能活血化瘀。

单方：田螺

[**异名**]　黄螺。

[**主治**]　疔疮初起。

[**用量**]　1个。

[**用法**]　将冰片放入田螺内化为水，用此水涂于疮上。

[**性味**]　甘、咸，寒。

[**归经**]　归膀胱、肠、胃经。

[**功效**]　田螺有清热利水等功效，治疮肿毒、目赤肿痛。冰片有散郁火、消肿止痛等功效。

[**解释**]　因外感风邪火毒，见疔疮初起、硬结隐痛、微红肿。本品能清热、消肿、止痛。

单方：石灰

[**异名**]　矿灰、石锻、白灰等。

[**主治**]　恶疮。

[**用量**]　3 克。

[**用法**]　将石灰、鸡蛋清(1 个)与姜汁调敷患处。

[**性味**]　辛,温;有毒。

[**归经**]　归肝、脾经。

[**功效**]　石灰有燥湿杀虫、止血定痛等功效,治湿疮、出血等。鸡蛋清有清解石灰毒性、润滑皮肤、清热解毒的作用。

[**解释**]　因长期风热夹湿毒邪气所致恶疮,出现红肿痛痒,溃烂后经久不愈。本品能消肿燥湿、清热止痛。

单方:磁石

[**异名**]　吸针石、吸铁石、铁石等。

[**主治**]　疔疮。

[**用量**]　3 克。

[**用法**]　将磁石研细末,调醋敷于患处。

[**性味**]　辛、咸,平。

[**归经**]　归肾、肝、肺经。

[**功效**]　磁石有潜阳纳气、镇惊安神等功效,治头目眩晕、金疮肿毒等。醋有清热散瘀、活血通络等作用。

[**解释**]　因外感风邪及湿热火毒,出现疔疮处红肿、疼痛剧烈。本品能清热解毒、活血消肿。

单方:蝉蜕

[**异名**]　蝉衣、知了皮、金牛儿、蝉壳等。

[**主治**]　疔疮。

[**用量**]　7 个。

[**用法**]　将蝉蜕煅后研细末,用蜂蜜调搽患处。

[**性味**]　甘、咸,凉。

[**归经**]　归肺、肝经。

[**功效**]　蝉蜕有散风热、宣肺解痉等功效,治风疹瘙痒、疔疮肿毒等。蜂蜜有清热解毒、润肤等作用。

[**解释**]　因饮食不节或感受风邪火毒,出现疔疮处红肿硬结、疼痛发热。本品能清热解毒。

单方:白僵蚕

[**异名**]　天虫、僵虫、僵蚕。

[**主治**]　疔疮。

[**用量**]　9克。

[**用法**]　将白僵蚕研细末调醋涂患处。

[**性味**]　辛、咸,平。

[**归经**]　归肝、肺、胃经。

[**功效**]　白僵蚕有祛风解痉、化痰散结等功效,治中风失音、丹毒、风疮隐疹等。醋有清热散瘀等作用。

[**解释**]　因感受外界邪风毒气,出现疔疮处红肿疼痛、有硬结。本品能清热散结。

单方:巴豆

[**异名**]　巴仁、毒鱼子、豆贡、巴果、双眼龙、老阳子等。

[**主治**]　疔疮疼痛。

[**用量**]　1个。

[**用法**]　将巴豆研细末,用葱汁、蜂蜜调敷患处。

[**性味**]　辛,热;有毒。

[**归经**]　归胃、大肠经。

[**功效**]　巴豆有泻寒积、通关窍、逐痰行水、杀虫等功效,治喉痹、恶疮。葱汁、蜂蜜有润肤和清热解毒作用。

[**解释**]　因感受风邪火毒湿热,郁于肌肤,出现疔疮硬结

疼痛,微红发热。本品能泻毒清热。

单方:苦苣

[**异名**] 野苣、兔仔菜等。

[**主治**] 疔疮。

[**用量**] 9克。

[**用法**] 将新鲜苦苣捣汁外敷患处。

[**性味**] 苦,平。

[**功效**] 有清热消肿功效。治黄疸、疔疮、痈肿等。

[**解释**] 因外感风邪火毒及四时邪气,出现疔疮,发病较急,初起如栗大小、坚硬根深、红肿疼痛。本品能清热消肿。

八、跌打损伤

单方:鲜酢浆草

[**异名**] 华佛草、酸梅草、满天星、长血草、蒲瓜酸、接气草等。

[**主治**] 跌打新伤瘀血。

[**用量**] 100克。

[**用法**] 将鲜酢浆草捣烂,取汁冲汤服或外搽伤肿。

[**性味**] 酸,寒。

[**归经**] 归大肠、小肠。

[**功效**] 有清热利湿、凉血散瘀、消肿解毒等功效。治痈肿、跌打损伤等。

[**解释**] 因跌打损伤肌肉经络,出现伤处红肿疼痛等。本品能消肿散瘀。

单方:车前草

[**异名**]　车前、钱贯草、七星草、钱串草、医马草、五斤草等。

[**主治**]　跌打损伤。

[**用量**]　100 克。

[**用法**]　将车前草研成细末,用酒调敷伤处。

[**性味**]　甘,寒。

[**归经**]　归肝、脾经。

[**功效**]　有散瘀行水、泻热凉血等功效。外治跌打损伤、金疮、止血等。

[**解释**]　因跌仆损伤筋骨肌肉、瘀血内阻,出现患处红肿不消、疼痛难忍。本品能散瘀止痛。

单方:兰香草

[**异名**]　节节花、野仙草、血汗草、九层塔、山薄荷等。

[**主治**]　扭伤。

[**用量**]　50 克。

[**用法**]　将兰香草捣汁涂伤处。

[**性味**]　辛,温。

[**功效**]　有祛风除湿、止咳散瘀等功效。治跌打损伤、风湿骨痛等。

[**解释**]　因外力旋转超越关节的正常活动范围或扭伤筋络,出现肩、腕、膝、踝等关节处肿胀、疼痛,活动受限,皮色青紫。本品能活血化瘀、舒筋通络。

单方:杨梅根

[**主治**]　跌打损伤、昏迷。

[**用量**] 2克。

[**用法**] 将杨梅根研成细末,此少许吹入鼻内,也可内服。

[**性味**] 辛,温。

[**功效**] 有理气、止血、化瘀等功效。治外伤出血、跌打损伤、牙痛等。

[**解释**] 因跌打损伤造成昏迷,出现脉搏细弱、气息不匀等。本品能醒神开窍、理气活血。

单方:硼砂

[**异名**] 大硼砂、蓬砂、月石、盆砂。

[**主治**] 腰扭伤。

[**用量**] 少许。

[**用法**] 将硼砂研极细粉末,取药少许,放在两眼角(内眦)或眼的上、下、左、右四角,腰痛即可缓解。

[**性味**] 甘、咸,凉。

[**归经**] 归肺、胃经。

[**功效**] 有清热化痰、解毒防腐等功效。治腰扭伤、咽喉肿痛等。

眼与全身脏腑经络的关系密切,通过眼角入药可调节经络脏腑、活血镇痛。

[**解释**] 因重体力劳动不慎扭伤腰部或闪挫坠落,出现身不能俯仰、动不能转侧、动则痛增。本品能活血舒筋。

单方:核桃仁

[**主治**] 腰扭伤。

[**用量**] 7个。

[**用法**] 将7个核桃烧焦外壳后取仁研细末,用30克红糖调水冲服。

[**性味**]　苦、甘、平。

[**归经**]　归心、肝、大肠经。

[**功效**]　有破血行瘀、润燥滑肠等功效。治跌打损伤、瘀血肿痛等。

[**解释**]　因突然扭挫致腰部损伤,出现腰痛剧烈、活动受限等。本品能活血化瘀。

单方:旋覆花根

[**主治**]　筋伤。

[**用量**]　60 克。

[**用法**]　将旋覆花根捣烂外敷患处。

[**性味**]　咸,温。

[**功效**]　有续接筋脉等功效。

[**解释**]　因用力过猛或被击伤,出现筋痛,抽动时痛更剧。本品能活血续筋。

单方:血竭

[**异名**]　木血竭、麒麟血等。

[**主治**]　两胁损伤。

[**用量**]　1 克。

[**用法**]　将血竭研细末用酒吞服。

[**性味**]　甘、咸,平。

[**归经**]　归心、肝经。

[**功效**]　有散瘀止痛、止血生肌等功效。治跌仆挫伤、内伤瘀血等。

[**解释**]　因被外力猛击或跌仆致伤,出现胁肋疼痛、咳嗽更剧、活动受限。本品能散瘀止痛。

单方:葱汁

[**异名**]　葱油、葱涎、葱涕等。

[**主治**]　手足指(趾)损伤。

[**用量**]　少许。

[**用法**]　将葱放火上微烤后折断流出葱汁,敷于患处。

[**性味**]　辛、温。

[**功效**]　有散瘀解毒作用。治跌打损伤、痈肿等。

[**解释**]　手足被击伤,出现红肿疼痛、屈伸困难。本品能消瘀止痛。

单方:灯芯草

[**异名**]　老虎须、虎酒草、水灯芯、碧玉草、灯草等。

[**主治**]　损伤皮裂出血。

[**用量**]　3克。

[**用法**]　将新鲜灯芯草捣烂外贴患处。

[**性味**]　甘、淡、寒。

[**归经**]　归心、肺、小肠经。

[**功效**]　有清心降火、利尿通淋功效。治湿热黄疸、创伤等。

[**解释**]　因外伤致皮肤破裂、鲜血外溢,局部红肿灼热、疼痛。本品能清热降火止血。

单方:琥珀

[**异名**]　江珠、虎魄等。

[**主治**]　损伤瘀血。

[**用量**]　1克。

[**用法**]　将琥珀研细末,用白酒调敷患处。

[**性味**]　甘,平。

[**归经**]　归心、肝、小肠经。

[**功效**]　有镇惊定神、散瘀止血、利水通淋等功效。治跌打损伤、惊风癫痫等。

[**解释**]　因跌仆、撞击使肌肉损伤,出现瘀血内结,出现局部按之疼痛,有胀痛感。本品能活血化瘀。

九、疮　癣

单方:芦荟

[**异名**]　象胆、芦会、劳伟。

[**主治**]　癣疮。

[**用量**]　50 克。

[**用法**]　将芦荟加甘草 30 克水煎后,用来洗澡。

[**性味**]　苦,寒。

[**归经**]　归肝、心、脾经。

[**功效**]　芦荟有清热杀虫、除湿通便等功效。甘草有调和诸药、解毒等功效,治肿痛疮疡、中毒等。

[**解释**]　因风湿热毒蕴郁肌肤,出现皮肤瘙痒、干燥,丘疹等。本品能清热祛湿。

单方:何首乌

[**异名**]　红内消、首乌、小独根、马肝石等。

[**主治**]　疥癣痒痛。

[**用量**]　50 克。

[**用法**]　将何首乌同艾叶 30 克煎后,浸洗患处。

[**性味**]　苦、甘、涩,微温。

［归经］ 归肝、肾经。

［功效］ 何首乌有补肝益肾、养血祛风等功效,治肝肾阴亏、筋骨酸痛、痈肿等。艾叶有理气血、逐寒湿、温经止血等作用。

［解释］ 因风湿热邪郁于皮肤,出现指缝、肘窝、腋下、腹股沟等处丘疹和水疱,伴瘙痒等。本品能祛风除湿。

单方:藜芦

［异名］ 人头发、七厘丹、山棕榈、旱葱等。

［主治］ 疥癣。

［用量］ 3 克。

［用法］ 将藜芦研细末,用生油调敷患处。

［性味］ 苦、辛,寒;有毒。

［归经］ 入肝经。

［功效］ 藜芦有涌吐风痰、杀虫毒等功效,治中风痰涌,疥癣等。生油有润肤调药的作用。

［解释］ 因外邪感染,出现患处奇痒,有抓痕和结痂等。本品能杀虫毒、止肤痒。

单方:羊蹄草

［异名］ 土黄连、山羊草、牛尾膝、红背叶等。

［主治］ 各种癣疮。

［用量］ 3 克。

［用法］ 将羊蹄草捣汁,调醋敷患处。

［性味］ 苦,凉。

［归经］ 归大肠经。

［功效］ 羊蹄草有清热凉血、利水解毒等功效,治腹泻、疔疮等。醋有散瘀止痒、清热凉血等作用。

[解释]　因湿热窜入经络皮肤,出现皮肤瘙痒、丘疹等。本品能清热除湿。

单方:石灰

[异名]　矿灰、锻石、白灰等。

[主治]　疥疮。

[用量]　30克。

[用法]　将石灰在锅内炒透后,用香油调敷患处。

[性味]　辛,温;有毒。

[归经]　归肝、脾经。

[功效]　石灰有燥湿杀虫、止血止痛等功效,治疥癣、湿疮、泻痢等,在锅内炒透有除火毒的作用。香油有润肤清热,调和药物的作用。

[解释]　因风湿热邪郁于皮肤,出现全身、肘腋、腿阴面出现丘疹、水疱、奇痒。本品能燥湿杀虫。

单方:蒴藋

[异名]　大血草、走马风、大臭草、接骨草、小臭牡丹等。

[主治]　牛皮癣疮。

[用量]　20克。

[用法]　将蒴藋晾干研细末,用生油调涂患处。

[性味]　甘、酸,温。

[归经]　归肝经。

[功效]　有祛风除湿、活血化瘀等功效。治风湿疼痛、风疹瘙痒等。

[解释]　因营血不足、血虚风燥,又外受湿热侵袭肌肤,出现皮肤干燥,阵发性奇痒,入夜更甚,丘疹隐隐等。本品能活血疏风。

单方：五倍子

[**异名**]　百虫仓、木附子。

[**主治**]　疥癣瘙痒。

[**用量**]　3 克。

[**用法**]　将五倍子研细末内服。

[**性味**]　酸,平。

[**归经**]　归肺、胃、大肠经。

[**功效**]　有敛肺涩肠、止血解毒等功效。治久泻、盗汗、疮疖、肿毒等。

[**解释**]　因风邪湿毒郁于肌肤,出现全身瘙痒、心烦意乱。本品能祛风清热。

单方：草乌头

[**异名**]　草乌、独白草、乌头、金鸦、断肠草等。

[**主治**]　疮癣。

[**用量**]　1 小块。

[**用法**]　将草乌头放入白酒少许磨汁,涂搽外搽患处。

[**性味**]　辛,热;有毒。

[**归经**]　归肝、脾、肺经。

[**功效**]　有搜风胜湿、散寒止痛、开痰消肿等功效。治风寒湿痹、中风、疔疮、痈疽等。

[**解释**]　因风邪湿毒郁于肌肤,出现全身奇痒、丘疹隐隐。本品能搜风胜湿。

单方：茵陈

[**异名**]　茵陈蒿、细叶青蒿、安吕草、野兰蒿等。

[**主治**]　风痒疮疥。

[用量]   30 克。

[用法]   将茵陈煮浓汁洗澡。

[性味]   苦、辛,凉。

[归经]   归肝、脾、膀胱经。

[功效]   有清热利湿等功效。治风痒疮疥、湿热黄疸等。

[解释]   因风邪湿毒侵入肌肤,出现皮肤奇痒不止,发丘疹、水疱等。本品能止热利湿。

单方:莎草

[异名]   香头草、米珠子、地贯草、吊马棕、地非姜等。

[主治]   全身痒。

[用量]   50 克。

[用法]   将新鲜莎草煎水后,擦洗全身。

[功效]   有行气开郁、祛风止痒等功效。治皮肤风痒。

[解释]   因血虚生风或外受风邪湿毒郁于肌肤,出现全身奇痒、睡卧不安。本品能祛风止痒。

单方:苦楝皮

[异名]   双白皮、楝皮、楝根木皮。

[主治]   疥癣。

[用量]   9 克。

[用法]   将苦楝皮煎浓汁擦患处。

[性味]   苦,寒;有毒。

[功效]   有清热燥湿、杀虫止痒等功效。治蛔虫、蛲虫、风疹、疥癣等。

[解释]   因感染疥虫,出现体表抓痕和结痂、奇痒等。本品能燥湿杀虫。

单方:芜荑

[异名] 山榆仁、白芜荑等。

[主治] 湿癣。

[用量] 12克。

[用法] 将芜荑研细末,调白蜜涂患处。

[性味] 苦、辛,温。

[归经] 归脾、胃经。

[功效] 有杀虫消积等功效。治虫积腹痛、疥癣、恶疮等。

[解释] 因湿毒郁于肌肤,出现皮肤奇痒,患处皮肤潮红、糜烂等。本品能除湿杀虫。

单方:槐叶

[主治] 皮肤瘙痒。

[用量] 50克。

[用法] 槐叶加盐少许捣烂,擦患处。

[性味] 苦,平。

[归经] 归肝、大肠经。

[功效] 槐叶有清热凉血等功效,治疥癣、湿疹、疔肿等。盐有清火凉血、解毒止痒的作用。

[解释] 因风邪湿毒郁于肌肤,出现全身皮肤瘙痒、心烦急躁等。本品能祛风利湿。

十、疝 气

单方:紫荆皮

[异名] 肉红、白林皮、紫荆木皮等。

[**主治**]　疝气。

[**用量**]　12 克。

[**用法**]　将紫荆皮加红糖煎服。

[**性味**]　苦,平。

[**归经**]　归肝、脾经。

[**功效**]　有活血通经、消肿解毒功效。治痈肿、跌打损伤等。

[**解释**]　因小腹内瘀血,出现小腹硬满有形、疼痛、大便色黑。本品能活血逐瘀。

单方:马鞭草

[**异名**]　红藤草、土荆芥、田鸟草、退血草、狗牙草等。

[**主治**]　妇女疝气。

[**用量**]　100 克。

[**用法**]　将新鲜马鞭草煎服或外洗患处。

[**性味**]　苦,凉。

[**归经**]　归肝、脾经。

[**功效**]　有清热解毒、活血化瘀、利水消肿等功效。

[**解释**]　因气机阻塞,出现腹痛,有胀感。本品能行气活血。

单方:樟脑

[**异名**]　油脑、脑干、韶脑。

[**主治**]　筋疝。

[**用量**]　9 克。

[**用法**]　将樟脑研细末,用凡士林调敷均匀,患左贴右,患右贴左。

[**性味**]　辛,热。

[归经]　归心、脾经。

[功效]　有通窍杀虫、止痛辟秽等功效。治疝气、跌打损伤等。

[解释]　因肝经湿热或房劳过度伤肾,出现阴茎疼痛急缩、小便困难。本品能泻热祛湿、开窍止痛。

单方:石菖蒲

[异名]　香草、石蜈蚣、剑叶菖蒲、水剑草、剑草等。

[主治]　寒疝。

[用量]　50 克。

[用法]　将石菖蒲炒微黑,然后与红糖同煎水服。

[性味]　辛,微温。

[归经]　归心、肝、脾经。

[功效]　有开窍豁痰、理气活血、散风祛湿等功效。

[解释]　因寒邪凝滞腹内,出现手足麻木、周身疼痛、阴囊寒冷等。本品能温里散寒。

单方:茴香

[异名]　小香、香子、谷茴香、野茴香等。

[主治]　疝气。

[用量]　30 克。

[用法]　将茴香煎水服,然后用药渣敷肿痛处。

[性味]　辛,温。

[归经]　归肾、膀胱、胃经。

[功效]　有温肾散寒、和胃理气等功效。治寒疝、少腹冷痛、肾虚腰痛等。

[解释]　因寒邪凝滞或湿毒下注,出现小腹胀、冷痛、阴囊寒冷等。本品能温肾散寒。

十一、荨麻疹

单方:地骨皮

[异名]　山枸杞根、狗地芽皮、红榴根皮、枸杞根。

[主治]　荨麻疹。

[用量]　60克。

[用法]　将新鲜地骨皮水煎服。

[性味]　甘,寒。

[归经]　归肺、肝、肾经。

[功效]　有清热凉血功效。治肺热咳喘、虚劳潮热盗汗、痈肿恶疮等。

[解释]　荨麻疹多因平素肌肤有湿,复感风热所致,出现皮肤发痒、疹块色赤、遇热加重等。本品能清热利湿。

单方:地肤子

[异名]　铁扫把子、帚菜子、千头子、竹帚子、落帚子。

[主治]　荨麻疹。

[用量]　1千克。

[用法]　将全株地肤子切碎后煎水去渣,待温后洗澡,每日2次。

[性味]　甘、苦,寒。

[归经]　归肾、膀胱经。

[功效]　有利小便、清湿热之功。治淋病、带下、风疹疮毒、疥癣、阴部湿痒等。

[解释]　荨麻疹多因肌肤有湿,感受外邪所致,见皮疹反复数年不愈,因痒寝食不安,劳累更甚等。本品能祛风除湿。

单方：蝉蜕

　　[**异名**]　蝉衣、蝉退、蝉壳、知了皮、催米虫壳、金牛儿。

　　[**主治**]　荨麻疹。

　　[**用量**]　120 克。

　　[**用法**]　将蝉蜕焙焦研细末，调拌蜂蜜为丸，每日 2 次。

　　[**性味**]　甘、咸，凉。

　　[**归经**]　归肺、肝经。

　　[**功效**]　有散风热、宣肺定痉等功效。治外感风热、风疹瘙痒、麻疹透发不畅、疔疮肿毒等。

　　[**解释**]　荨麻疹多因外邪侵袭，使营卫不和所致，出现发病突然，肌肤上出现鲜红色疹，疹块剧痒、心烦等。本品能散风热、利水湿。

单方：凌霄花

　　[**异名**]　藤萝花、堕胎花、碎骨风、倒挂金钟、藤萝草。

　　[**主治**]　荨麻疹。

　　[**用量**]　100 克。

　　[**用法**]　将凌霄花煎水外洗，每日 1 次。

　　[**性味**]　酸，寒。

　　[**归经**]　归肝经。

　　[**功效**]　有行血通络、凉血去瘀功效。治血滞经闭、血热风痒、跌打损伤等。

　　[**解释**]　荨麻疹多因肠胃湿热，复感风邪，或食鱼虾等过敏所致，出现发热瘙痒、脘腹疼痛、疹块散布全身等。本品能祛风解表、清热止痒。

单方：苦参

[异名]　川参、牛参、苦骨、虎麻、山槐子。

[主治]　荨麻疹。

[用量]　100克。

[用法]　将苦参煎水外洗，每日1次。

[性味]　苦，寒。

[归经]　归肝、肾、大肠、小肠经。

[功效]　有清热燥湿、杀虫止痒功效。治热毒血痢、皮肤瘙痒、阴疮湿痒、疥癞恶疮等。

[解释]　荨麻疹多因湿热内燥，扰窜经络皮毛所致，出现皮疹反复，数月不愈，疹块散布全身，呈鲜红色，瘙痒剧烈等。本品能祛风解毒、除湿止痒。

单方：丝瓜叶

[异名]　天罗瓜叶、天吊瓜叶、水瓜叶、菜瓜叶、泥瓜叶。

[主治]　荨麻疹。

[用量]　100克。

[用法]　将鲜丝瓜叶捣烂，搽患处。

[性味]　甘，凉。

[归经]　归肝、胃经。

[功效]　有清热解毒功效。治痈疽、疔肿、疮癣、烧烫伤等。

[解释]　荨麻疹多因皮肤过敏所致，症见皮肤出现鲜红色疹块、发热瘙痒。本品能祛风止痒。

十二、痈 疽

单方:苍耳子

[**异名**] 牛虱子、胡苍子、苍棵子、苍郎种。

[**主治**] 痈疽。

[**用量**] 60 克。

[**用法**] 将鲜苍耳子捣烂,外敷贴患处。

[**性味**] 辛、苦,温;有毒。

[**归经**] 归肺、肝经。

[**功效**] 有散风止痛、祛湿杀虫功效。治痈疽,风寒头痛、齿痛、瘙痒等。

[**解释**] 因外感火毒之邪,出现皮肤红肿灼热、结块疼痛、肿胀等。本品能清热消肿、活血止痛。

单方:大黄

[**异名**] 火参、川军、将军、锦纹大黄。

[**主治**] 痈疽。

[**用量**] 15 克。

[**用法**] 将大黄研细末,调拌鸡蛋清,外敷贴患处。

[**性味**] 苦,寒。

[**归经**] 归胃、大肠、肝经。

[**功效**] 大黄有泻热毒、破积滞、行瘀血之功效,治实热便秘、阳黄水肿、痈疡肿毒、疔疮、谵语发狂等。鸡蛋清有清热泻火、润肤生肌等作用。

[**解释**] 因皮肤外伤,毒邪乘隙侵入肌肤,出现疮面渐渐腐烂,四周坚硬、疼痛。本品能托毒透脓、行瘀散结。

单方：仙人掌

[异名]　观音刺、观音掌、神仙掌。

[主治]　痈疽。

[用量]　100 克。

[用法]　将仙人掌去刺洗净，切碎捣烂，调拌生石膏粉，外敷贴于患处。

[性味]　苦，寒。

[归经]　归心、肺、胃经。

[功效]　仙人掌有行气活血、清热解毒功效，治心胃气痛、疮疖等。石膏性味辛、甘、寒，归肺、胃经。有解肌清热、退火消肿等功效，治热毒、痈疽、烫伤等。

[解释]　因过食膏粱厚味、脏腑蕴毒，出现皮肤红肿灼热、结块疼痛，肿块渐向周围扩大。本品能清热消肿。

单方：棉籽

[异名]　棉子。

[主治]　痈疽溃烂。

[用量]　250 克。

[用法]　将棉籽火焙存性后，研细末，调拌凡士林配成软膏，外敷患处。

[性味]　辛，热；有毒。

[功效]　内服有温肾、补虚、止血之功效，治阳痿、遗尿、脱肛、崩漏、带下等。外用具生肌收口等作用。

[解释]　因感受外邪、毒邪凝聚肌肉，出现脓腐脱落、脓水稀薄、四周坚硬不消。本品能养阴清热、生肌收口。

单方：川白芷

[异名] 香白芷、异形当归。

[主治] 痈疽溃烂。

[用量] 12克。

[用法] 将白芷研成细末，撒少许于疮口上，覆盖纱布固定。

[性味] 辛，温。

[归经] 归肺、脾、胃经。

[功效] 有祛风燥湿、消肿止痛等功效。治头痛、寒湿腹痛、痈疽疮疡、皮肤瘙痒、疥癣等。

[解释] 因外感火毒之邪或过食膏粱厚味、脏腑蕴毒，出现脓腐脱落、脓水溢出等。本品能消肿生肌、排脓解毒。

单方：木芙蓉花

[异名] 芙蓉花、地芙蓉花、七星花、水芙蓉、大叶芙蓉。

[主治] 痈疽。

[用量] 100克。

[用法] 将新鲜木芙蓉花捣烂，外敷贴于患部。

[性味] 辛，平。

[归经] 归肺、肝经。

[功效] 有清热凉血、消肿解毒功效。治痈肿疔疮、烫伤、肺热咳嗽、吐血、白带等。

[解释] 因感受风湿火热之毒，使气血运行失常，毒邪凝聚肌肉，出现患部结块、红肿疼痛、四周灼热等。本品能清热消肿。

第四章　妇　科

一、月经不调

单方：益母草

[**异名**]　四棱草、月母草、旋风草、野油麻、枯草、红花艾等。

[**主治**]　月经不调。

[**用量**]　12 克。

[**用法**]　将益母草加红糖 15 克水煎服。

[**性味**]　辛、苦、凉。

[**归经**]　归心包经、肝经。

[**功效**]　有活血、祛瘀、调经、利水消肿等功效。治月经不调、产后血晕、瘀血腹痛等。

[**解释**]　因血虚、血寒和肾虚，出现经期血量过少，甚至点滴，或经行时间过短等。本品能活血调经。

单方：刘寄奴

[**异名**]　六月雪、九牛草、苦连婆、鹅舌草。

[**主治**]　月经不调。

[**用量**]　20 克。

[**用法**]　将刘寄奴与猪肉 100 克加水炖服。

[**性味**]　苦，温。

[**归经**]　归肝、肾经。

［功效］　有破血通经、敛疮消肿等功效。治产后瘀血、月经不调等。

　　［解释］　因肾虚,出现月经提前来潮或错后、头晕耳鸣、腰膝酸痛等。本品能补虚调经。

单方:美人蕉花

　　［异名］　美人蕉、红蕉花、观音姜花。
　　［主治］　月经不调。
　　［用量］　9 克。
　　［用法］　将美人蕉花晒干后研细末,用黄酒吞服。
　　［性味］　苦,寒。
　　［功效］　美人蕉花有补肾、止血等功效。治月经不调、金疮、外伤出血等。黄酒有通经活络、调和气血的作用。

　　［解释］　因气虚、血热或劳伤使冲任不固,出现经期血量过多,或经期延长。本品能凉血补虚。

单方:山楂根

　　［异名］　野山楂根。
　　［主治］　月经不调。
　　［用量］　50 克。
　　［用法］　将山楂根洗净切碎水煎,然后用红糖 15 克冲服。
　　［性味］　甘,平。
　　［功效］　有消积、祛风、活血等功效。治月经不调、关节痛等。

　　［解释］　因肝郁、肾虚等,出现月经先后无定期、小腹胀痛、胸闷不舒等。本品能活血调经。

单方：郁金

[**异名**]　黄郁。
[**主治**]　倒经、经期不定。
[**用量**]　6克。
[**用法**]　将郁金研细末,用童便冲服。
[**性味**]　辛、苦,凉。
[**归经**]　归心、肺、肝经。
[**功效**]　有行气解郁、凉血破瘀等功效。治妇女倒经等。
[**解释**]　因气血虚弱而风寒湿邪乘虚入侵,出现小腹胀痛、行经延后或停经、倒经。本品能行气活血。

单方：苍耳

[**异名**]　苍子棵、野落苏、疔疮草、粘粘葵、道人头等。
[**主治**]　月经不调。
[**用量**]　3克。
[**用法**]　将苍耳阴干研细末内服。
[**性味**]　苦、辛,寒;有小毒。
[**功效**]　有祛风散热、解毒杀虫等功效。
[**解释**]　因血热或风邪使冲任不固,出现经期不正常、经血量多、鲜红。本品能清热调经。

单方：大黄

[**异名**]　川军、锦纹大黄、将军、火参等。
[**主治**]　月经不调。
[**用量**]　3克。
[**用法**]　将大黄研末调白酒吞服。
[**性味**]　苦,寒。

[**归经**] 归胃、大肠、肝经。

　[**功效**] 有泻热毒、破积滞、行瘀血等功效。可治实热便秘、瘀血经闭、痈疡肿毒等。

　[**解释**] 因瘀血阻滞经络胞宫,出现月经延后、经期腹痛、结血块等。本品能活血化瘀。

　单方:藕节

　[**异名**] 光藕节、藕节疤。

　[**主治**] 经血不下。

　[**用量**] 3克。

　[**用法**] 将藕节研细末,调白酒吞服。

　[**性味**] 甘、涩,平。

　[**功效**] 有止血散瘀功效。治血崩、咯血、吐血等。

　[**解释**] 因寒湿或瘀血内阻冲任,出现经血不下、小腹隐痛等。本品能活血化瘀。

　单方:当归

　[**异名**] 干归。

　[**主治**] 月经不调,血脏冷痛。

　[**用量**] 9克。

　[**用法**] 将当归研细末调酒服。

　[**性味**] 甘、辛,温。

　[**归经**] 归心、肝、脾经。

　[**功效**] 有补血活血、调经止痛、润燥滑肠等功效。治月经不调、崩漏、跌打损伤等。

　[**解释**] 因瘀血内阻冲任,出现经期不正常、小腹冷痛、全身困倦等。本品能调经止痛、活血化瘀。

单方：黄芩

[主治]　更年期月经不调。

[用量]　100 克。

[用法]　将黄芩用米醋浸泡后,研细末做丸如黄豆大小,用酒吞服。

[性味]　苦,寒。

[归经]　归心、肺、胆、大肠经。

[功效]　黄芩有泻实火、除湿热、止血安胎等功效。米醋可缓和泻火作用,并能增强散瘀活血的作用。

[解释]　因湿热侵袭或老年气血虚损,出现经期不调、身体困倦、小腹阵阵隐痛等。本品能燥湿通经。

二、痛　经

单方：当归

[主治]　气血虚弱痛经。

[用量]　1 支。

[用法]　将当归切片,用水煎服。

[性味]　甘、辛,温。

[归经]　归心、肝、脾经。

[功效]　有补血活血、调经止痛、润燥滑肠等功效。治月经不调、崩漏、痛经等。

[解释]　因体质素虚、气血不足,出现经后小腹隐隐作痛,喜温喜按,经血量少,色淡质稀。本品能补气养血。

单方：干丝瓜

[**异名**]　纯阳瓜、砌瓜、泥瓜等。

[**主治**]　血瘀痛经。

[**用量**]　一条。

[**用法**]　将干丝瓜加水一碗煎服。

[**性味**]　甘,平。

[**归经**]　归肝、肾经。

[**功效**]　有通经活络、清热化痰等功效。治妇女经闭、痛经等。

[**解释**]　因瘀血内阻、冲任胞脉血行不畅,血滞胞内,出现经前或经期小腹刺痛、经量少、血块下后痛减。本品能活血行瘀。

单方：艾叶

[**异名**]　灸草、家艾、甜艾、草蓬、香艾等。

[**主治**]　寒湿凝滞痛经。

[**用量**]　20 克。

[**用法**]　将艾叶加红糖用开水煎服。

[**性味**]　苦、辛,温。

[**归经**]　归脾、肝、肾经。

[**功效**]　有理气血、逐寒湿、温经、止血、安胎等功效。治月经不调、心腹冷痛等。

[**解释**]　因寒湿伤及冲任胞宫、寒凝气血,出现下腹冷痛或绞痛,得热痛减,经血色暗,夹有血块,月经涩滞不畅。本品能温经脉、祛寒湿。

单方：食盐

[**异名**]　盐巴。

[**主治**]　气滞痛经。

[**用量**]　250 克。

[**用法**]　将盐炒热，用布包好温熨小腹，待不烫皮肉时，包扎于小腹部。

[**性味**]　咸，寒。

[**归经**]　归胃、肾、大肠、小肠经。

[**功效**]　有涌吐、清火、凉血、解毒等功效。食盐炒热温熨小腹部有行气活络、缓急解痉、止痛安神、消寒除湿等作用。

[**解释**]　因情志抑郁、气机不畅，出现下腹部胀痛、胸闷不畅等。本品能温中行气。

单方：丹参

[**异名**]　赤参、红根、大红袍、紫丹参等。

[**主治**]　痛经。

[**用量**]　9 克。

[**用法**]　将丹参研细末，调酒服。

[**性味**]　苦，微温。

[**归经**]　归心、肝经。

[**功效**]　有活血化瘀、安神宁心、排脓止痛等功效。治痛经、月经不调等。

[**解释**]　因瘀血内阻冲任胞宫，出现经前小腹疼痛，经期量少等。本品能活血化瘀。

单方：苦参

[**异名**]　牛参、川参、苦骨、凤凰爪等。

[主治]　痛经。

[用量]　30 克。

[用法]　将苦参研细末,调醋吞服。

[性味]　苦,寒。

[归经]　归肝、肾、大肠、小肠经。

[功效]　苦参有清热燥湿、杀虫解毒等功效。醋有活血行瘀、引药下行的作用。

[解释]　因湿热、瘀血内阻冲任胞脉,出现经前小腹刺痛、经血量少、有热灼感。本品能清热散瘀。

单方:没药

[异名]　末药。

[主治]　血瘀痛经。

[用量]　3 克。

[用法]　将没药研细末用白酒吞服。

[性味]　苦,平。

[归经]　归肝经。

[功效]　有散瘀止血、消肿镇痛等功效。治血瘀痛经、跌打金疮、筋骨诸痛等。

[解释]　因瘀血内阻,出现小腹刺痛、经量少、有血块、色紫暗。本品能散瘀止痛。

单方:生姜

[主治]　寒湿痛经。

[用量]　15 克。

[用法]　将新鲜生姜加红糖 50 克煎水服。

[性味]　辛,温。

[归经]　归肺、胃、脾经。

[**功效**]　有发表散寒、止呕止咳等功效。

[**解释**]　因寒湿之邪侵入冲任胞脉，出现小腹冷痛、经期量少等。本品能散寒止痛。

三、产后腹痛

单方：五灵脂

[**异名**]　药本、寒号虫粪、寒雀粪。

[**主治**]　产后腹痛。

[**用量**]　100 克。

[**用法**]　将五灵脂研细末，用白酒送服，每次 9 克。

[**性味**]　苦、甘，温。

[**归经**]　入肝、脾经。

[**功效**]　有行血止痛功效。治心腹血气诸痛、产后瘀血作痛等。

[**解释**]　因血瘀或寒凝，出现产后小腹部疼痛，按之痛甚，面色紫黯。本品能逐瘀行血止痛。

单方：香附

[**异名**]　三棱草根、香附米、苦羌头、雷公头、香附子。

[**主治**]　产后腹痛。

[**用量**]　50 克。

[**用法**]　将香附炒焦研末，分两次用米汤送服。

[**性味**]　辛、微苦、微甘，平。

[**归经**]　归肝、三焦经。

[**功效**]　有理气解郁、止痛调经等功效。治气郁不舒、月经不调、产后腹痛等。

[**解释**]　因血虚血瘀,出现产后腹痛、心悸气短等。本品能行血益气。

　　单方:鱼腥草

　　[**异名**]　蕺菜、侧耳根、肺形草、状打尾、野花麦、臭菜、辣子草等。
　　[**主治**]　产后腹痛。
　　[**用量**]　20克。
　　[**用法**]　将鱼腥草用酒煎服。
　　[**性味**]　辛,寒。
　　[**归经**]　归肝、肺经。
　　[**功效**]　有行水散瘀、清热解毒等功效。
　　[**解释**]　因瘀血阻滞胞宫,出现小腹刺痛,按之更甚,恶露极少,面色紫暗。本品能祛瘀血、散热毒。

　　单方:鳖甲

　　[**异名**]　上甲、鳖壳、团鱼甲等。
　　[**用量**]　6片。
　　[**用法**]　将鳖甲煅存性,研成细末,用温酒送服,每次9克。
　　[**性味**]　咸,平。
　　[**归经**]　归肝、脾经。
　　[**功效**]　有养阴清热、平肝息风、软坚散结等功效。治产后腹痛、经闭等。
　　[**解释**]　因血瘀和寒凝,出现产后小腹疼痛,按之更甚,恶露极少等。本品能软坚散结。

单方：蒲黄

[**异名**]　蒲草黄、蒲花、蒲棒花粉等。

[**主治**]　产后心腹绞痛。

[**用量**]　9 克。

[**用法**]　将蒲黄研末调醋服。

[**性味**]　甘、辛，凉。

[**归经**]　归肝、心经。

[**功效**]　有凉血止血、活血消瘀等功效。治经闭腹痛、产后瘀阻作痛、跌仆血瘀等。

[**解释**]　因瘀血内阻腹部，出现心腹绞痛、面色紫黯等。本品能活血化瘀。

单方：吴茱萸

[**异名**]　吴萸、辣子、曲药子等。

[**主治**]　产后寒气入腹剧痛。

[**用量**]　12 克。

[**用法**]　将吴茱萸研细末吞服。

[**性味**]　辛、苦，温；有小毒。

[**归经**]　归肝、胃经。

[**功效**]　有温中止痛、理气燥湿等功效。

[**解释**]　因产后寒气侵袭冲任，出现腹部刺痛、全身寒冷、面色苍白等。本品能温中散寒止痛。

单方：鸡冠花

[**异名**]　鸡公花、鸡角枪。

[**主治**]　产后腹痛。

[**用量**]　50 克。

［用法］ 将鸡冠花加黄酒 100 克煎服。

［性味］ 甘,凉。

［归经］ 归肝、肾经。

［功效］ 有凉血止血等功效。治痔漏下血、崩中赤白、产后腹痛等。

［解释］ 因产后气血虚弱,湿热乘虚而入,出现腹部疼痛、阴道出血、心烦意乱等。本品能凉血止痛、祛热燥湿。

单方:蚕豆茎

［主治］ 产后腹痛。

［用量］ 250 克。

［用法］ 将蚕豆茎水煎后加甜酒,分多次服。

［性味］ 甘,平。

［归经］ 归脾、胃经。

［功效］ 有补中益气、止血止泻、健脾利湿等功效。

［解释］ 因气血虚弱或血瘀内阻,出现产后腹痛、心悸气短等。本品能温中益气、散瘀止痛。

四、外阴痒

单方:蛇床子

［异名］ 蛇床仁、蛇床实、气果、野茴香、癫头花子。

［主治］ 阴痒。

［用量］ 200 克。

［用法］ 蛇床子加水煎煮,冲洗阴部。

［性味］ 辛、苦,温。

［归经］ 归肾、脾经。

[**功效**]　有温肾壮阳、祛风燥湿、杀虫等功效。治女子带下、阴痒、风湿痹痛等。

[**解释**]　因外阴不洁、感染虫毒,出现阴道内、外奇痒难忍。本品能祛风杀虫。

单方:鲜桃叶

[**异名**]　山桃叶、毛桃叶、白桃叶、红桃叶。

[**主治**]　阴痒。

[**用量**]　200 克。

[**用法**]　将鲜桃叶煎汤后,冲洗阴道。

[**性味**]　苦,平。

[**归经**]　归脾、肾经。

[**功效**]　有祛风湿、清热、杀虫等功效。治疮疡、妇女阴疮等。

[**解释**]　因阴虚血燥,出现外阴部或阴道内瘙痒、坐立不安。本品能养血祛风、清热祛燥。

单方:黄连

[**异名**]　王连、支连。

[**主治**]　阴痒。

[**用量**]　12 克。

[**用法**]　将黄连水煎后擦洗阴部。

[**性味**]　苦,寒。

[**归经**]　归心、肝、胃、大肠经。

[**功效**]　有泻火、燥湿、解毒、杀虫等功效。

[**解释**]　因湿热过盛,流注于下部,出现带下色黄、量多、奇痒难忍。本品能清热胜湿、泻火杀虫。

单方:蚯蚓

[**异名**] 地龙子、曲鳝、虫蟮、地龙等。

[**主治**] 阴癣。

[**用量**] 10条。

[**用法**] 将蚯蚓放新瓦上焙黑后研细末,调茶油抹患处。

[**性味**] 咸,寒。

[**归经**] 归肝、脾、肺经。

[**功效**] 有清热平肝、止喘通络等作用。治疮疡、阴癣等。

[**解释**] 因风热湿邪侵入肌肤,出现阴癣,初起为小水疱,有红斑,瘙痒极甚。本品能清热祛风、润肤祛毒。

单方:梧桐叶

[**主治**] 阴痒。

[**用量**] 500克。

[**用法**] 将梧桐叶煎水外洗患处。

[**性味**] 苦,寒。

[**功效**] 有祛风除湿、清热解毒等功效。

[**解释**] 因风热湿邪内侵,出现阴部奇痒难忍。本品能祛风除湿。

单方:大蒜

[**异名**] 独头蒜、胡蒜等。

[**主治**] 外阴瘙痒肿痛。

[**用量**] 30克。

[**用法**] 将大蒜水煎后外洗患处,每日数次。

[**性味**] 辛,温。

[**归经**] 归脾、胃、肺经。

[**功效**]　有解毒、杀虫、行滞气、暖脾胃等功效。

[**解释**]　因感受外邪,出现外阴肿痛、瘙痒等。本品能杀虫解毒。

单方:狼毒

[**异名**]　续毒、川狼毒。

[**主治**]　阴痒。

[**用量**]　9克。

[**用法**]　将狼毒加苦参3克水煎后,冲洗患处。

[**性味**]　苦、辛,平;有毒。

[**功效**]　狼毒有逐水祛痰、破积杀虫等功效。苦参有清热燥湿、杀虫解毒等作用。

[**解释**]　因外阴不洁、感染虫毒或湿热蕴结、流注于下,出现阴道内外奇痒难忍、带下色黄。本品能清热利湿、杀虫止痒。

单方:土茯苓

[**异名**]　土苓、毛尾薯、过山龙、狗朗头等。

[**主治**]　阴部湿疹奇痒。

[**用量**]　200克。

[**用法**]　将土茯苓煎水后热熏患处。

[**性味**]　甘、淡,平。

[**归经**]　归肝、胃经。

[**功效**]　有除湿、健脾胃、强筋骨等功效。

[**解释**]　因湿热蕴结或阴虚血燥,出现阴部奇痒难忍、带下色黄量多等。本品能清热除湿。

单方:枳实

[**主治**]　外阴肿痛。

[用量] 250 克。

[用法] 将枳实研细末,然后炒热,用布袋装上敷患处。冷后再炒热,反复敷患处。

[性味] 苦,寒。

[归经] 归脾、胃经。

[功效] 有破气散痞、祛痰消积等功效。

[解释] 因被虫咬伤或外伤,出现外阴部红肿,时而奇痒难忍等。本品能消肿、止痛、止痒。

五、产后受风

单方:荆芥

[异名] 假苏、稳齿菜、四棱秆蒿。

[主治] 产后遍身疼痛。

[用量] 9 克。

[用法] 将荆芥炒煅为末,用 1 个鸡蛋清调开水送服。

[性味] 辛,温。

[归经] 归肺、肝经。

[功效] 荆芥有发表、祛风、理血等功效。治产后血晕、中风口噤等。鸡蛋清有清热凉血的作用。

[解释] 因产后气血亏损、运行无力,血留滞于经络肌肉之间,出现周身疼痛、四肢无力。本品能活血化瘀。

单方:葱白

[异名] 葱茎白、葱白头、火葱、四季葱。

[主治] 产后小便不利。

[用量] 12 克。

[**用法**]　将盐填平肚脐凹,然后将鲜葱白捣烂放于盐上,以艾炷放葱上,灸至觉暖气入腹内难忍为止,小便即通。

[**性味**]　辛,温。

[**归经**]　归肺、胃经。

[**功效**]　葱白有发表、通阳、解毒功效。治二便不通等。盐有清火、凉血、解毒的作用。脐中属任脉,主治虚脱、四肢厥冷、腹痛等。艾炷有通温传热、祛寒湿、调和阴阳等作用。

[**解释**]　因平素虚弱,产后劳伤气血,脾胃气虚,通调不利,出现神志萎靡、言语无力、小便不通。本品能温中补气、通利二便。

单方:茅草根

[**异名**]　白茅根、坚草根、寒草根、地节根、丝毛草根。

[**主治**]　产后发热。

[**用量**]　100 克。

[**用法**]　将茅草根与水同煎,加红糖少许送服,微汗即宜。

[**性味**]　甘、寒。

[**归经**]　归脾、胃、小肠经。

[**功效**]　有凉血止血、清热利尿等功效。治热病烦渴、小便不利、月经不调等。

[**解释**]　用于因各种原因引起的发热,包括外感、血虚、血瘀、食滞、邪毒侵入等。本品能清热解毒。

单方:桑寄生

[**异名**]　寄屑、寄生树、寄生草等。

[**主治**]　产后受风。

[**用量**]　30 克。

[**用法**]　将桑寄生炖鸡服。

[性味]　苦、甘,平。

[归经]　归肝、肾经。

[功效]　有补肝肾、强筋骨、祛风湿、通经络等功效。治风寒湿痹、腰膝酸痛等。

[解释]　因产后受风寒湿邪侵袭,出现周身疼痛、困倦,受风更甚。本品能祛风燥湿、补肾强筋。

单方:黄瓜藤

[异名]　王瓜藤、刺瓜藤。

[主治]　产后受风抽搐。

[用量]　20 克。

[用法]　将黄瓜藤用水煎服。

[性味]　淡,平。

[功效]　有除热利水、解毒祛风等功效。

[解释]　因产后风邪侵袭经络血脉,出现受风后抽搐不止、恶风头痛、身困疲倦等。本品能祛风清热。

单方:干地黄

[异名]　原生地、干生地等。

[主治]　产后受风腹痛。

[用量]　9 克。

[用法]　将干地黄与干姜一片研细末,用白酒吞服。

[性味]　甘、苦,凉。

[归经]　归心、肝、肾经。

[功效]　有滋阴养血、补虚损、通血脉、温中下气等功效。

[解释]　因产后气血亏损,出现脸色苍白、周身疼痛、四肢无力等。本品能滋阴养血。

六、乳汁不通

单方:赤小豆

[**异名**]   红豆、红小豆、小红绿豆、朱红豆、金红豆等。

[**主治**]   产后缺奶。

[**用量**]   250 克。

[**用法**]   将赤小豆煮服。

[**性味**]   甘、酸、平。

[**归经**]   归心、小肠经。

[**功效**]   有利水除湿、和血排脓、避瘟疫等功效。可下胞衣、通乳汁、治难产等。

[**解释**]   因体质素虚、气血不足,出现产后乳少或全无、神疲乏力。本品能活络通乳。

单方:三棱

[**异名**]   光三棱、京三棱、红蒲根。

[**主治**]   乳汁不通。

[**用量**]   15 克。

[**用法**]   将三棱煎汁后洗乳房,以乳汁出为度。

[**性味**]   苦、辛,平。

[**归经**]   归肝、脾经。

[**功效**]   有破血、行气、消积、止痛等功效。

[**解释**]   因肝气郁结、胃热壅滞,出现产后乳汁不通、乳房胀痛。本品能活络疏经、通乳软结。

单方:瓜蒌仁

[异名] 栝楼子、栝楼仁。

[主治] 乳汁不通。

[用量] 6 克。

[用法] 将瓜蒌仁炒为末用酒送服。

[性味] 甘,寒。

[归经] 归肺、胃、大肠经。

[功效] 有润肺、补虚劳、下乳汁、开郁等功效。治痈肿等。

[解释] 因产后瘀血内阻经络或寒凝经络,出现乳房胀痛、胸胁闷痛、乳汁不通等。本品能疏经活络、散瘀通乳。

单方:鲜虾

[主治] 产后无乳。

[用量] 250 克。

[用法] 鲜虾煮后吃。

[性味] 甘,温。

[归经] 归肝、肾经。

[功效] 有补肾壮阳、通乳托毒等功效。治阳痿、乳汁不下等。

[解释] 因平素身体虚弱、气血不足,出现产后无乳、食欲缺乏、易受风寒等。本品能补肾通乳。

单方:穿山甲

[异名] 山甲、甲片、鲮鲤甲、麒麟片等。

[主治] 乳汁少。

[用量] 9 克。

[**用法**]　将穿山甲焙焦研细末煎米汤服。

[**性味**]　咸,辛。

[**归经**]　归肝、胃经。

[**功效**]　有消肿排脓、搜风活络、通经下乳等功效。治风寒湿痹、乳汁不通等。

[**解释**]　因产后瘀血内阻经络或寒邪凝滞,出现乳房胀痛、无乳、胸胁闷痛等。本品能通经下乳。

单方:钟乳石

[**异名**]　黄石砂、钟乳等。

[**主治**]　乳汁少。

[**用量**]　3 克。

[**用法**]　将钟乳石研细末调白酒服。

[**性味**]　甘,温。

[**归经**]　归肺、肾经。

[**功效**]　有温肺气、壮元阳、下乳汁、补虚损等功效。

[**解释**]　因气血虚弱,出现产后乳少、食欲缺乏等。本品能壮阳催乳。

单方:通草

[**异名**]　大通草、泡通、白通草、大木通、大叶五加皮等。

[**主治**]　无乳汁。

[**用量**]　250 克。

[**用法**]　将通草与猪蹄 1 只炖服。

[**性味**]　甘、淡,凉。

[**归经**]　归肺、胃经。

[**功效**]　有泻肺、利小便、下乳汁等功效。治产妇乳汁不通、目昏鼻塞等。

［解释］ 因身体虚弱、气血不足,出现产后乳少或全无、食欲缺乏、气短乏力等。本品能补虚催乳。

七、产后血晕

单方:花蕊石

［异名］ 花乳石。

［主治］ 产后血晕。

［用量］ 100 克。

［用法］ 将花蕊石火煅、醋淬后研细末,临睡取 9 克用水冲服。

［性味］ 酸、涩,平。

［归经］ 归肝经。

［功效］ 有化瘀止血等功效。治产后血晕、金疮出血等。

［解释］ 因恶露不下,内有停瘀,上攻心胸,出现突发头晕、昏厥、不省人事。本品能活血化瘀。

单方:骨碎补

［异名］ 爬岩姜、毛贯众、碎补、毛生姜、猢狲姜。

［主治］ 产后血晕。

［用量］ 9 克。

［用法］ 将骨碎补捣烂,加糖和酒同服。

［性味］ 苦,温。

［归经］ 归肝、肾经。

［功效］ 有补肾、活血、止血等功效。

［解释］ 因产后气血暴虚、虚阳上冒清窍,出现昏厥、不省人事、胸腹痞胀、面赤、气逆等。本品能补肾活血。

单方：五灵脂

[异名]　寒雀粪、药本等。
[主治]　产后血晕。
[用量]　3克。
[用法]　将五灵脂用童便冲服。
[性味]　苦、甘，温。
[归经]　归肝、脾经。
[功效]　有行血止痛等功效。治妇女经闭、产后瘀血作痛、妇女血崩等。
[解释]　因产后瘀血内结，出现头昏目眩、腹部隐痛等。本品能行血止痛。

单方：血竭

[异名]　木血竭、海蜡、麒麟血等。
[主治]　产后血晕。
[用量]　50克。
[用法]　将血竭煎服，每日3次。
[性味]　甘、咸，平。
[归经]　归心、肝经。
[功效]　有散瘀止痛、止血生肌等功效。
[解释]　因恶露不下、内停瘀血、上窜心胸，出现突然昏厥、不省人事。本品能活血化瘀。

单方：鸡血

[主治]　产后余血攻心晕厥。
[用量]　10克。
[用法]　将新鲜鸡血内服。

［性味］　咸,平。

［归经］　归心、肝经。

［功效］　有活血、通络、祛风等功效。

［解释］　因产后气血上窜心胸,出现昏迷不醒、面赤气逆等。本品能活血通络、补虚救逆。

单方:羚羊角

［主治］　产后气闷、不省人事。

［用量］　3克。

［用法］　将羚羊角烧灰吞服。

［性味］　咸,寒。

［归经］　归肝、心经。

［功效］　有平肝息风、清热镇惊、解毒等功效。治热病神昏、惊痫抽搐。

［解释］　因产后气血暴虚、肝阳上冒清窍,出现昏厥、不省人事、腹痛等。本品能平肝息风镇惊。

单方:百草霜

［异名］　灶烟煤、灶突尘、灶煤等。

［主治］　产后血流不止、昏厥。

［用量］　9克。

［用法］　将百草霜用酒送服。

［性味］　辛,温。

［归经］　归肝、肺、胃经。

［功效］　有止血、消积、降火等功效。治血崩、带下、吐血、鼻出血等。

［解释］　因气血虚弱或胞宫受损,出现产后流血不止、人事不省等。本品能止血救逆。

单方:蒲黄

[**异名**]　蒲草黄、蒲花、蒲棒花粉等。

[**主治**]　产后胸闷、昏厥。

[**用量**]　100克。

[**用法**]　将蒲黄煎水服。

[**性味**]　甘、辛,凉。

[**归经**]　归心、肝经。

[**功效**]　有凉血止血、活血消肿等功效。

[**解释**]　因恶露不下,内有瘀血,上攻心肺,出现心闷昏厥、气逆神昏、谵语等。本品能活血化瘀。

八、白　带

单方:肉苁蓉

[**异名**]　地精、金笋、大芸等。

[**主治**]　肾虚白带。

[**用量**]　20克。

[**用法**]　将肉苁蓉煎水服,早晚各一次。

[**性味**]　甘、酸、咸,温。

[**归经**]　归肾、大肠经。

[**功效**]　有补肾益精、润燥滑肠等功效。治女子带下、血崩等。

[**解释**]　因早婚或分娩次数过多,损伤肾气,出现带下量多清稀、淋漓不断、腰痛如折等。本品能温阳补肾。

单方:大黄

[**异名**]　川军、将军、黄良、锦纹大黄等。

[**主治**]　湿热带下。

[**用量**]　6克。

[**用法**]　将大黄研细末,然后在鸡蛋上开数个小孔,把大黄放入孔内,封口,用火烧蛋,熟后将鸡蛋服下。

[**性味**]　苦、寒。

[**归经**]　归胃、大肠、肝经。

[**功效**]　有泻热毒、破积滞、行瘀血等功效。将大黄放入蛋内烧后服,有缓解泻下的作用,另有补虚扶正之效。

[**解释**]　因经期、产后虚弱,湿热之邪乘虚而入,出现带下如脓状、色黄绿、气味臭秽、小便短赤等。本品能清热、解毒、除湿。

单方:石榴皮

[**异名**]　西榴皮、酸榴皮、石榴壳等。

[**主治**]　带下。

[**用量**]　30克

[**用法**]　将石榴皮煎水服。

[**性味**]　酸、涩,温。

[**归经**]　归大肠、肾经。

[**功效**]　有涩肠驱虫、止血镇痛作用。治崩漏带下等。

[**解释**]　因脾、肾虚弱或任脉不固,出现阴道内流出白色黏液,绵绵如带,腰酸腹痛等。本品能涩精止带。

单方:白果仁

[**主治**]　白带。

[**用量**]　3个。

[用法]　将白果仁研末,放入鸡蛋内,然后将鸡蛋烧熟吃。

[性味]　甘、苦、涩,平;有毒。

[归经]　归肺、肾经。

[功效]　有止带浊、敛肺气、定喘嗽等功效。治白带、遗精。

[解释]　因任、带脉受外邪所侵或肾、脾虚弱,出现带下色白、小腹冷痛、腰胀身困等。本品能温肾固脉、补虚扶正。

单方:云母

[异名]　千层玻、云粉石、云砂等。

[主治]　赤白带下。

[用量]　9 克。

[用法]　将云母研末,温开水吞服。

[性味]　甘,温。

[归经]　归肺、脾、膀胱经。

[功效]　有纳气坠痰、止血敛疮等功效。

[解释]　因湿邪下注,出现带下为白色黏液,量多,腰酸胀痛等。本品能祛湿止带。

单方:酸浆

[异名]　姑娘花、泡子草、金灯草、叶下灯、打扑草等。

[主治]　赤白带下。

[用量]　9 克。

[用法]　将酸浆研细末,酒送下。

[性味]　酸、苦,寒。

[归经]　归肺、脾经。

[功效]　有清热利尿、解毒消结等功效。

[解释]　因湿热下注、带脉失约、任脉不固,出现带下量

多、有臭味,头昏心烦,疲倦无力等。本品能清热利湿。

单方:鳖甲

[**异名**]　团鱼甲、鳖壳等。

[**主治**]　肾虚带下。

[**用量**]　9 克。

[**用法**]　将鳖甲焙焦黄后研末,用酒送服。

[**性味**]　咸,平。

[**归经**]　归肝、肾经。

[**功效**]　有养阴清热、平肝息风、软坚散结等功效。

[**解释**]　因早婚或分娩次数多而损伤肾气,使带脉失约,出现带下量多、淋漓不断,腰胀等。本品能补肾养阴。

单方:金樱花

[**主治**]　虚寒白带。

[**用量**]　9 克。

[**用法**]　将金樱花焙干研末,内服。

[**性味**]　酸,平。

[**归经**]　归肾、膀胱、大肠经。

[**功效**]　有固精涩肠、缩尿止泻等功效。治遗精、遗尿、妇女带下等。

[**解释**]　因肾阳不足、寒湿下注伤及任带二脉,出现带下量多清稀、淋漓不断,小腹冷凉等。本品能补肾固精。

单方:海螵蛸

[**异名**]　乌贼骨、墨鱼盖等。

[**主治**]　肾虚带下。

[**用量**]　30 克。

[**用法**]　将海螵蛸加女贞子 15 克,水煎服。

[**性味**]　咸,微温。

[**归经**]　归肝、肾经。

[**功效**]　海螵蛸有除湿制酸、止血敛疮、通经络、祛寒湿等功效,治胃痛吐酸、崩漏带下等。女贞子有补肝肾、凉血养血、补气舒肝、强腰膝等作用。

[**解释**]　因早婚或分娩次数多损伤肾气,出现腰痛如折、小便清长、带下量多等。本品能养阴补肾。

单方:石榴花

[**异名**]　榴花、酸石榴花。

[**主治**]　赤白带下。

[**用量**]　50 克。

[**用法**]　将石榴花煎水,冲洗阴道。

[**性味**]　酸、涩,平。

[**归经**]　归大肠、肾经。

[**功效**]　有止血驱虫作用。治崩漏带下、伤损流血、鼻出血、虫积腹痛等。外洗阴道,有祛湿止痒作用。

[**解释**]　因湿热下注,出现赤白带下量多、淋漓不断,阴部瘙痒。本品能祛湿止痒。

九、难 产

单方:益母草

[**异名**]　野油麻、月母草、陀螺艾、枯草、红花艾等。

[**主治**]　难产。

[**用量**]　9 克。

[**用法**]　将新鲜益母草捣汁服。

[**性味**]　辛、苦,凉。

[**归经**]　归心、肝经。

[**功效**]　有活血化瘀、调经行水作用。治月经不调、胎漏难产、产后血晕等。

[**解释**]　因气血虚弱,在分娩过程中产力不足,出现胎儿难下、脸色苍白等。本品能活血调经。

单方:鳖甲

[**异名**]　上甲、团鱼甲、鳖盖子、鳖壳等。

[**主治**]　难产。

[**用量**]　9 克。

[**用法**]　将鳖甲烧焦为末,用酒调下。

[**性味**]　咸,平。

[**归经**]　归肝、脾经。

[**功效**]　有养阴清热、平肝息风、软坚散结等功效。

[**解释**]　因素体阴虚,产道窄小,生产时出现胞衣不下、恶心等。本品能养阴平肝、催生胎儿。

单方:玄明粉

[**异名**]　白龙粉、风化硝等。

[**主治**]　死胎不下。

[**用量**]　12 克。

[**用法**]　将玄明粉加清油、蜂蜜各 50 克,加热后调服。

[**性味**]　辛、咸,寒。

[**归经**]　归胃、大肠经。

[**功效**]　玄明粉有泻热润燥、软坚降火等作用。清油、蜂蜜有润滑补虚作用。

[**解释**]　本品用于因各种原因造成的死胎,可能催生软坚。

单方:伏龙肝

　　[**异名**]　灶心土、灶中黄土、釜下土等。
　　[**主治**]　横生逆产。
　　[**用量**]　50克。
　　[**用法**]　将伏龙肝研末,擦产妇神阙穴。
　　[**性味**]　辛,温。
　　[**归经**]　归脾、胃经。
　　[**功效**]　有温中燥湿、止呕止血等功效。治妇女妊娠恶阻等。神阙穴有安胎、顺逆、催生等作用。
　　[**解释**]　因腹中胎儿胎位不正,产时出现胎儿手脚横支、胞衣难下。本品能调顺胎位、催生缓痛。

十、崩　漏

单方:五灵脂

　　[**异名**]　寒雀粪、寒号虫、药本。
　　[**主治**]　妇人崩漏不止。
　　[**用量**]　9克。
　　[**用法**]　将五灵脂与神曲6克研末,温酒送服。
　　[**性味**]　苦、甘,温。
　　[**归经**]　归肝、脾经。
　　[**功效**]　五灵脂有行血止血镇痛、通利血脉等功效,治妇人血崩等。神曲有消食调中、健脾和胃作用。
　　[**解释**]　因冲任脉不固或脾虚不能摄血,出现妇人崩漏不

止。本品能温中补血。

单方：贯众

[**异名**]　凤尾草、伯药、黑狗脊等。

[**主治**]　崩漏。

[**用量**]　9 克。

[**用法**]　将贯众炒后研细末，用醋调服，一次 3 克，一天 3 次。

[**性味**]　苦，凉。

[**归经**]　归肝、脾经。

[**功效**]　贯众有杀虫解毒、清热凉血、止血等功效。治血崩、带下、风热感冒等。醋有活血化瘀的作用。

[**解释**]　因经期、产后余血未尽，或情志内伤，或感受外邪，出现崩漏下血、时多时少、血色紫黯、稠黏有块。本品能活血行瘀。

单方：蚕茧

[**异名**]　蚕茧壳、茧黄、蚕衣等。

[**主治**]　血瘀崩漏。

[**用量**]　3 克。

[**用法**]　将蚕茧研细末，调热酒服。

[**性味**]　甘，温。

[**功效**]　蚕茧有治便血、尿血、血崩、痈疖等功效。热酒有活血化瘀、升阳行气的作用。

[**解释**]　因瘀血内阻、冲任失调，出现小腹疼痛拒按、崩漏不止、有血块等。本品能活血化瘀。

单方:黄芩

[**异名**]　空心草、黄金茶等。

[**主治**]　血热崩漏。

[**用量**]　3克。

[**用法**]　将黄芩研末服。

[**性味**]　苦,寒。

[**归经**]　归心、肺、胆、大肠经。

[**功效**]　有泻实火、除湿热、止血安胎等功效。治壮热烦渴、湿热泻痢、崩漏等。

[**解释**]　因体内蕴热、过食辛辣之物或感受外来湿毒火热,出现阴道出血量多、色深红或紫,面赤口渴,心烦易怒等。本品能清热固经。

单方:荆芥

[**异名**]　四棱秆蒿、稳齿菜、假苏、姜芥等。

[**主治**]　崩漏。

[**用量**]　3克。

[**用法**]　将荆芥焙焦研细末,用童便调服。

[**性味**]　辛,温。

[**归经**]　归肝、肺经。

[**功效**]　荆芥有发表祛风、理血散热等功效,治头痛、咽喉肿痛、崩漏等。童便有清热作用。

[**解释**]　因分娩次数多,耗伤气血,使冲任不固,出现阴道出血、淋漓不断、血色鲜红等。本品能散热理血。

单方:槐花

[**异名**]　槐蕊。

[**主治**]　漏下血不止。

[**用量**]　15 克。

[**用法**]　将槐花焙焦研细末,用酒送服。

[**性味**]　苦,凉。

[**归经**]　归肝、大肠经。

[**功效**]　有清热凉血、止血等功效。治痔血、崩漏、风热目赤等。

[**解释**]　因愤怒过度、气郁化火或阴虚内热,出现阴道出血量多、色深红或紫。本品能清热凉血、止血调经。

单方:棕榈皮

[**异名**]　棕、棕皮、棕衣树、定海针等。

[**主治**]　血崩。

[**用量**]　9 克。

[**用法**]　将棕榈皮焙焦研末,煎水服。

[**性味**]　苦、涩,平。

[**归经**]　归肝、脾经。

[**功效**]　有收涩止血等功效。治吐血、尿血、血崩、带下等。

[**解释**]　因瘀血停滞、冲任失调,出现出血不止、色红稠黏等。本品能收涩止血。

单方:桑寄生

[**异名**]　寄生草、桑上寄生、寄生树、冰树粉等。

[**主治**]　肝肾阴虚崩漏。

[**用量**]　12 克。

[**用法**]　将桑寄生研细末,用红糖调服。

[**性味**]　苦、甘,平。

[**归经**]　归肝、肾经。

[**功效**]　桑寄生有补肝肾、强筋骨、除风湿、通经络、益血安胎等功效,治筋骨痿弱、胎漏血崩、风寒湿痹等。红糖有散瘀凉血等作用。

[**解释**]　因肝肾阴虚,迫血妄行,出现阴道出血色红、淋漓不断、头晕耳鸣、手足心热等。本品能平补肝肾、养血固冲。

单方:墨旱莲

[**异名**]　旱莲草、莲子草、金陵草、金丝麻、水旱莲、水凤心草、皂花草等。

[**主治**]　血崩晕倒。

[**用量**]　30 克。

[**用法**]　将墨旱莲煮鸡蛋服。

[**性味**]　甘、酸,凉。

[**归经**]　归肝、肾经。

[**功效**]　有凉血止血、补肾益阴等功效。

[**解释**]　因先天肾气不足或分娩次数多,耗伤气血,冲任不固,出现阴道突然出血、昏倒不省人事等。本品能补肾益阴、止血凉血。

十一、闭　经

单方:丹参

[**异名**]　赤参、山参、紫丹参、红根、紫党参、山红萝卜、活血根、大红袍、血参根。

[**主治**]　闭经。

[**用量**]　60 克。

〔用法〕 将丹参和红糖煎水服,每日早晚一次。

〔性味〕 苦,微温。

〔归经〕 归心、肝经。

〔功效〕 丹参有活血化瘀、安神宁心、排脓止痛等功效,治月经不调、痛经、闭经、血崩带下、瘀血腹痛、惊悸不眠、恶疮肿毒等。红糖性味甘,温;归肝、脾、胃经;有补中暖肝、活血化瘀之功效;治心肺大肠热、虚羸血痢、恶露不尽等。

〔解释〕 因阴血不足、血海空虚,出现闭经、面色萎黄、精神疲倦、头晕耳鸣等。本品能活血化瘀、养血调经。

单方:鸡血藤

〔异名〕 血风藤、过山龙、山鸡血藤。

〔主治〕 闭经。

〔用量〕 12 克。

〔用法〕 将鸡血藤研末,用温酒送服,每日 1 次。

〔性味〕 苦、甘,温。

〔归经〕 归心、脾经。

〔功效〕 鸡血藤有活血舒筋、祛瘀生血等功效,治腰膝酸痛、麻木瘫痪、月经不调、闭经等。酒有活血通络、散寒祛瘀等作用。

〔解释〕 多因经期、产后血室正开,感受风寒外邪,出现闭经数月,小腹冷痛,得温则舒,胸闷恶心等。本品能温经散寒、活血化瘀。

单方:茜草根

〔异名〕 活血丹、五爪龙、小活血龙、土丹参、红茜草根、大仙藤、拉拉藤。

〔主治〕 闭经。

[用量]　60克。

[用法]　将茜草根煎水服,每日2次。

[性味]　苦,寒。

[归经]　归心、肝经。

[功效]　有行血止血、通经活络、止咳祛痰功效。治吐血、鼻出血、尿血、便血、血崩经闭、瘀滞肿痛等。

[解释]　多因肝气郁结、气滞血瘀、血行不畅,出现闭经,伴精神郁闷不乐、烦躁易怒、胸脘胀闷小腹作胀、两胁胀痛等。本品能活血化瘀、行气解郁。

单方:益母草

[异名]　月母草、旋风草、野油麻、益母艾、四棱草、地落艾。

[主治]　闭经。

[用量]　60克。

[用法]　将益母草加红糖60克煎水服,每日2次。

[性味]　辛、苦,凉。

[归经]　归肝经。

[功效]　益母草有活血化瘀、调经行水等功效,治月经不调、难产、胞衣不下、产后血晕、闭经、瘀血腹痛等。红糖性味甘、温;归肝、脾、胃经;有补中暖肝、活血化瘀之功效,治心肺大肠热、虚羸血痢、恶露不尽等。

[解释]　多因邪实阻滞、络脉不通、经血不得下行,出现闭经、面色少华、疲倦、小腹冷痛等。本品能活血通经。

单方:当归

[异名]　干归。

[主治]　闭经。

〔**用量**〕 30 克。

〔**用法**〕 用当归与黄花菜根 30 克,炖猪肉服。

〔**性味**〕 甘、辛、温。

〔**归经**〕 归心、肝、脾经。

〔**功效**〕 当归有补血和血、调经止痛功效,治月经不调、经闭腹痛、崩漏、血虚头痛、痈疽疮疡、跌仆损伤等。黄花菜根性味甘、平;有养血平肝,利尿消肿等功效;治头晕耳鸣、心悸、腰痛、吐血、鼻出血、咽痛等。

〔**解释**〕 多因气血不足、血海空虚,出现闭经、面色萎黄、头晕耳鸣、四肢不温等。本品能养血调经。

单方:绿矾

〔**异名**〕 青矾、皂荚矾、皂矾。

〔**主治**〕 经闭腹痛。

〔**用量**〕 15 克。

〔**用法**〕 将绿矾炒后,趁温热时外贴脐中,用纱布固定。

〔**性味**〕 酸、涩,凉。

〔**归经**〕 归脾、肝经。

〔**功效**〕 有燥湿化痰、消积杀虫、止血补血、解毒敛疮的功效,治黄肿胀满、疳积久痢、血虚萎黄、湿疮疥癣等。敷贴脐中有调节脏腑气血、连接女子血海的作用。

〔**解释**〕 因气滞血瘀,或寒湿凝滞,出现闭经数月,小腹阵痛,得温则舒等。本品能敷贴脐中有调节气血镇痛等作用。

第五章　儿　科

一、疳　积

单方:鹅不食草

[**异名**]　石胡荽、山胡椒、球子草、猪屎草、砂药草、通天窍、蚊子草等。

[**主治**]　小儿疳积。

[**用量**]　3 克。

[**用法**]　将鹅不食草研细末,加猪肉炖食。

[**性味**]　辛,温。

[**归经**]　归肺经。

[**功效**]　有祛风、散寒、胜湿等功效。治疳积等。

[**解释**]　因脾胃虚弱或寒湿凝聚,出现不思饮食、面黄肌瘦等。本品能健脾胃、祛寒湿。

单方:胡萝卜

[**异名**]　红萝卜、黄萝卜。

[**主治**]　婴儿积食。

[**用量**]　250 克。

[**用法**]　将胡萝卜水煎后,加少许红糖服。

[**性味**]　甘、辛,微温。

[**功效**]　有下气补中、利胸膈、调肠胃、安五脏等功效。

[**解释**]　因饮食不节,伤于肠胃,出现食积不化、吐泻不

止、哭闹不安等。本品能消食导滞。

单方：生栀子

[异名]　山栀子、黄鸡子、黄栀子。

[主治]　小儿积食。

[用量]　9克。

[用法]　将生栀子研成细末，加面粉、鸡蛋清调成3个饼，分别敷贴在脐部、两足心。

[性味]　苦，寒。

[归经]　归心、肝、肺、胃经。

[功效]　生栀子有清热、泻三焦火、凉血、清胃脘热等功效。治五脏邪气和胃中热气。鸡蛋清有清热解毒的作用。外用敷于脐、足心处，有通泻脾胃积热、调和脏腑阴阳、清热安胃健脾等功效。

[解释]　因脾胃运化失常、食物积滞，出现大便秘结、纳食减少、胸闷腹痛等。本品能运脾消积、泻热和胃。

单方：五倍子

[异名]　百虫仓、木附子。

[主治]　小儿疳积。

[用量]　9克。

[用法]　将五倍子焙黄，加醋捣烂，摊在布上贴于囟门或抹于脐腹。

[性味]　酸，平。

[归经]　归肺、胃、大肠经。

[功效]　五倍子有生津液、止血解毒等功效，治脾虚泻痢等；外用敷贴囟门、脐腹，有调和脾胃功能。

[解释]　因脾胃虚损，出现身体羸瘦、面色萎黄、乳食不多

等。本品能调理脾胃。

单方：鸡内金

[**异名**]　鸡黄皮、鸡食皮、鸡中金、鸡合子、鸡肫子等。

[**主治**]　小儿疳积。

[**用量**]　3 克。

[**用法**]　将鸡内金研细末，用开水冲服。

[**性味**]　甘，平。

[**归经**]　归脾、胃经。

[**功效**]　有消积滞、健脾胃等功效。治食积胀满、疳积等。

[**解释**]　因脾胃虚弱，出现饮食无味、面黄肌瘦、神倦体乏等。本品能宽中健脾、和胃消积。

单方：丁香

[**异名**]　丁子香、公丁香、支解香等。

[**主治**]　疳积。

[**用量**]　7 枚。

[**用法**]　将丁香研细末，调入乳汁蒸熟服。

[**性味**]　辛，温。

[**归经**]　归胃、脾、肾经。

[**功效**]　有温中暖肾、开九窍、舒郁气、祛风行水等功效。

[**解释**]　因先天肾气不足，出现小儿面黄肌瘦、肚胀筋青、气虚体弱等。本品能温中暖肾。

单方：莱菔子

[**异名**]　萝卜子。

[**主治**]　疳积。

[**用量**]　9 克。

[**用法**]　将莱菔子与药用芒硝 6 克炒热,用布袋装好贴揉中脘穴。

[**性味**]　辛、甘,平。

[**归经**]　归肺、胃经。

[**功效**]　莱菔子有下气定喘、消食化痰等功效,治食积气滞、咳嗽痰喘等。芒硝有泻热通便、润燥软坚等作用。外贴揉中脘穴有散寒消积、和胃安神等作用,治小儿腹胀肠鸣、疳积等。

[**解释**]　因小儿脾胃虚弱、寒湿入里,出现饮食无味、腹胀腹泻、恶寒怕冷等。本品能散寒消积。

单方:朴硝

[**异名**]　朴消、朴硝石、皮硝、海末、海皮硝、毛硝等。

[**主治**]　食积。

[**用量**]　100 克。

[**用法**]　将朴硝炒微热,用纸包后放入布袋内,缚于脐上。

[**性味**]　苦、咸,寒。

[**归经**]　归胃、大肠经。

[**功效**]　有泻热润燥、软坚化食等功效。

[**解释**]　因饮食不节,出现腹胀、不思食物、哭闹不止、大便不下等。本品能泻热软坚。

单方:红曲

[**异名**]　红米、赤曲、福曲。

[**主治**]　积滞。

[**用量**]　15 克。

[**用法**]　将红曲加水煎服。

[**性味**]　甘,温。

[**归经**]　归肝、脾、大肠经。

[**功效**]　有活血化瘀、健脾消食等功效。治瘀滞腹痛、食积饱胀等。

[**解释**]　因饮食不节、损伤脾胃,出现脘腹积滞、厌食等。本品能健脾消食。

二、腹　泻

单方:青黛

[**异名**]　青哈粉、青红花、靛花、靛沫花。

[**主治**]　小儿暑泻。

[**用量**]　3 克。

[**用法**]　将青黛研细末,调米汤服。周岁内小儿减量。

[**性味**]　咸,寒。

[**归经**]　归肝、肺、胃经。

[**功效**]　有清热、凉血、解毒等功效。治小儿疳积、暑泻等。

[**解释**]　因小儿感受暑邪,出现泄泻如水、呕吐等。本品能清热解暑。

单方:艾叶

[**异名**]　灸草、家艾、甜艾、香艾等。

[**主治**]　寒泻。

[**用量**]　6 克。

[**用法**]　将艾叶加生姜少许,煎水服。

[**性味**]　苦、辛,温。

[**归经**]　归脾、肝、肾经。

[**功效**]　艾叶有理气血、逐寒湿、温经、止血等功效,治泄

泻转筋、久痢等。生姜有发汗、温胃、止吐、祛痰、祛风、散寒、解表等作用。

[**解释**] 因寒邪侵于肠胃,出现肠鸣腹痛、便泻稀水、哭闹不安、得暖哭止等。本品能温中散寒。

单方:枣树皮

[**异名**] 大枣树皮。

[**主治**] 泄泻。

[**用量**] 3 克。

[**用法**] 将枣树皮煅存性研细末,用糖水送服。

[**性味**] 甘、温。

[**功效**] 有收敛止泻、祛痰镇咳等功效。治泄泻等。

[**解释**] 因脾胃运化失调,出现泄泻不止、食欲减退等。本品能止泻和胃。

单方:鱼腥草

[**异名**] 肺形草、狗贴耳、九节莲、野花麦、鱼鳞真珠草、秋打尾。

[**主治**] 热泻。

[**用量**] 6 克。

[**用法**] 将鲜鱼腥草用水洗净捣烂,放少许白糖,用温开水送服。可根据小儿年龄适当增减剂量。

[**性味**] 辛,寒。

[**归经**] 归肺经。

[**功效**] 有清热解毒、利尿消肿等功效。治热痢、疟疾等。

[**解释**] 因热邪内迫肠胃,出现泻下起泡沫、稠黏;或注泻如水、肛门红灼等。本品能清热泻火。

单方：白胡椒

[异名]　胡椒、白川等。

[主治]　小儿腹泻。

[用量]　2 粒。

[用法]　将白胡椒研细末，外敷于肚脐中，然后用纱布固定，再用手轻揉片刻。

[性味]　辛，热。

[归经]　归胃、大肠经。

[功效]　有温中祛湿、消痰解毒等功效。治泄泻冷痢、脘腹冷痛等。

[解释]　因小儿先天肾虚，腹痛寒邪乘虚而入，出现腹泻如水、肠鸣腹痛等。本品能温中散寒。

单方：生姜

[异名]　姜、老姜。

[主治]　寒泻。

[用量]　10 克。

[用法]　将生姜用微火焙焦，研细末吞服，每日早晚服 1 克。幼儿可用汤汁送服。

[性味]　辛，温。

[归经]　归肺、胃、脾经。

[功效]　有发表散寒、止咳止呕等功效。治泄泻、腹胀满等。

[解释]　因小儿脾胃虚弱，寒邪入里，出现不思饮食、泻下稀溏等。本品能温中止泻。

单方：山药

[**异名**]　山芋、白苕、九黄姜、白药子、蛇芋等。

[**主治**]　小儿久泻。

[**用量**]　30克。

[**用法**]　将山药煮粥服。

[**性味**]　甘，平。

[**归经**]　归肝、脾、肾经。

[**功效**]　有健脾、补肺、固肾、益精等功效。治脾虚泄泻、久痢不愈等。

[**解释**]　因小儿后天脾胃亏损，出现长期泻痢不止、面黄肌瘦、易受风寒感冒等。本品能健脾和胃、扶正止泻。

单方：没食子

[**异名**]　没石子、无食子、墨石子等。

[**主治**]　久痢不止。

[**用量**]　2个。

[**用法**]　将没食子研细末，吞服。

[**性味**]　苦，温。

[**归经**]　归肺、脾、肾经。

[**功效**]　有益气安神、生精益血、强阴助阳、涩精固气等功效。治大肠虚滑、泻痢不止、创伤出血等。

[**解释**]　因肠胃虚弱，出现长期大便稀溏、厌食、哭闹不安、气短无力等。本品能止痢补虚。

单方：龙骨

[**异名**]　白龙骨。

[**主治**]　腹泻脱肛。

[**用量**]　3克。

[**用法**]　将龙骨研细末,扑撒肛门。

[**性味**]　甘、涩,平。

[**归经**]　归心、肝、肾、大肠经。

[**功效**]　有镇惊安神、敛汗固精、止血涩肠、生肌敛疮等功效。治惊痫癫狂、泻痢脱肛、自汗盗汗等。

[**解释**]　因肠胃虚损、气虚下陷,出现腹泻脱肛、泄下稀溏。本品外用能托肛收提、止泻固脱。

单方:枳实

[**异名**]　枸橘。

[**主治**]　久痢。

[**用量**]　3克。

[**用法**]　将枳实研细末,内服。

[**性味**]　苦,寒。

[**归经**]　归脾、胃经。

[**功效**]　有破气散痞、化痰消积等功效。

[**解释**]　因脾胃虚弱使水谷不化,出现长期大便稀溏不成形肠鸣等。本品能消积止泻。

单方:火麻仁

[**异名**]　麻子、麻子仁、冬麻子、火麻子、白麻子等。

[**主治**]　赤白痢下。

[**用量**]　3克。

[**用法**]　将火麻仁研细末,用蜂蜜调服。

[**性味**]　甘,平。

[**归经**]　归脾、胃、大肠经。

[**功效**]　有润燥滑肠、通淋活血、补中益气等功效。

[**解释**]　因脾胃虚弱、寒湿入里,出现赤白痢下。本品能润燥活血、散寒止痢。

三、百日咳

　　单方:百部

　　[**异名**]　九虫根、一窝虎、山百根、牛虱鬼、野天门冬等。
　　[**主治**]　百日咳。
　　[**用量**]　6 克。
　　[**用法**]　将百部煎水服,每日 3 次。
　　[**性味**]　甘、苦,微温。
　　[**归经**]　归肺经。
　　[**功效**]　有温润肺气、止咳杀虫等功效。治风寒咳嗽、百日咳、老年哮喘等。
　　[**解释**]　百日咳因外邪袭肺,使肺气不宣而致,以 5 岁以下的幼儿多见,见阵发性咳嗽等。本品能润肺止咳。

　　单方:一枝黄花

　　[**异名**]　蛇头王、黄花儿、一枝香、红柴胡、黄柴胡。
　　[**主治**]　百日咳。
　　[**用量**]　20 克。
　　[**用法**]　将鲜一枝黄花加冰糖适量,煎水服。
　　[**性味**]　辛、苦,凉。
　　[**归经**]　归肝、胆经。
　　[**功效**]　有疏风清热、消肿解毒等功效。治感冒头痛、百日咳等。
　　[**解释**]　因外邪犯肺,气郁化热,酿液成痰,阻于气道,出

现阵发性咳嗽等。本品能清热宣肺。

单方:炙蜈蚣

[异名]　天龙、百脚。

[主治]　百日咳。

[用量]　1 条。

[用法]　将炙蜈蚣与甘草 1 克共研细末,水煎服。

[性味]　辛,温;有毒。

[归经]　归肝经。

[功效]　蜈蚣有祛风定惊、攻毒散结等功效,治中风、百日咳等。甘草有润肺、解毒、调和诸药的作用。

[解释]　因时行疫毒犯肺,气郁化热,酿液成痰,阻于气道,出现阵发性咳嗽等。本品能祛邪宣肺、攻毒化痰。

单方:麻雀

[异名]　雀、家雀、宾雀、树麻雀等。

[主治]　百日咳。

[用量]　1 只。

[用法]　将麻雀去毛及内脏后,肚内填满白糖,用面包住蒸熟服。

[性味]　甘,温。

[归经]　归肾经。

[功效]　有壮阳益精、暖腰膝、缩小便等功效。

[解释]　因时行疫毒犯肺,使肺气不宣、气机上逆,出现小儿痉挛咳嗽。本品能清热润肺、止咳化痰。

单方:川贝母

[异名]　贝母、苦花、药实等。

[**主治**] 小儿百日咳。

[**用量**] 3克。

[**用法**] 将川贝母研细末,放在一个梨中,然后将梨口盖严,放入碗中蒸熟食用。

[**性味**] 苦、甘、凉。

[**归经**] 归肺经。

[**功效**] 有润肺散结、止咳化痰等功效。梨有止咳化痰的作用。

[**解释**] 因风寒袭肺,使肺气不宣,出现时常咳嗽不止,喉中有痰鸣之声。本品能润肺止咳。

单方:麻黄

[**异名**] 龙沙、卑盐、狗骨等。

[**主治**] 百日咳。

[**用量**] 1克。

[**用法**] 将麻黄研细末,放入梨中,然后把梨口盖严,放入碗中蒸熟食用。

[**性味**] 辛、苦,温。

[**归经**] 归肺、膀胱经。

[**功效**] 麻黄有发汗平喘、利水散寒等功效。梨有润肺止咳、清热化痰等作用。麻黄入梨中蒸熟后,减少发汗作用,便于小儿服用。

[**解释**] 因受外邪侵袭,使肺失宣降,出现发热恶寒、咳嗽不止等。本品能散寒止咳。

单方:威灵仙

[**异名**] 灵仙藤、铁灵仙、灵仙、黑木通、黑须公等。

[**主治**] 百日咳。

[用量]　6克。

[用法]　将威灵仙与冰糖50克水煎后,分多次服。

[性味]　辛、咸,温。

[归经]　归膀胱经。

[功效]　有祛风湿、通经络、消痰涎、散痞积等功效。

[解释]　因外邪犯肺,出现有阵发性咳嗽、痰结喉部。本品能消痰止咳。

单方:丝瓜络汁

[异名]　天罗线、瓜络、丝瓜筋、千层楼等。

[主治]　百日咳。

[用量]　1小杯。

[用法]　将鲜丝瓜络捣汁,加冰糖服。

[性味]　甘、平。

[归经]　归肺、胃、肝经。

[功效]　有通经活络、清热化痰等功效。治胸胁疼痛、肺热咳痰、乳汁不下等。

[解释]　因时行疫毒犯肺,使肺气不宣、气郁化热生痰,出现痉挛性咳嗽、面赤、哭闹不安等。本品能清热宣肺。

单方:枇杷叶

[异名]　巴叶。

[主治]　百日咳。

[用量]　9克。

[用法]　将枇杷叶去毛,加桃仁5粒,煎水服。

[性味]　苦,凉。

[归经]　归肺、胃经。

[功效]　枇杷叶有清肺和胃,降气化痰等功效,治肺热痰

嗽、胃热呕逆等。桃仁有破血行瘀、润燥滑肠等作用。

　　［解释］ 因外邪犯肺致肺气不宣,出现痉挛性咳嗽等。本品能润肺化痰。

　　单方:五倍子

　　［异名］ 文蛤、百虫仓、木附子。

　　［主治］ 百日咳。

　　［用量］ 15 克。

　　［用法］ 将五倍子研细末,调凡士林敷于肚脐处。

　　［性味］ 酸,平。

　　［归经］ 归肺、胃、大肠经。

　　［功效］ 有敛肺降火、止血解毒、化痰止咳等功效。

　　［解释］ 因小儿体弱肺虚、感受外邪,出现阵发性咳嗽,咳有回声等。本品能化痰止咳。

四、遗 尿

　　单方:补骨脂

　　［异名］ 破故纸、胡故子、吉固子。

　　［主治］ 小儿遗尿。

　　［用量］ 6 克。

　　［用法］ 将补骨脂研细末,用淡盐水冲服。

　　［性味］ 辛,温。

　　［归经］ 归肾经。

　　［功效］ 有补肾助阳作用。治肾虚冷泻、遗尿、滑精、小便频数等。

　　［解释］ 因下元虚冷、肾气不固,出现夜晚遗尿。本品能

温肾固摄。

单方：丁香

[异名]　公丁香、雄丁香、丁子香。

[主治]　小儿遗尿。

[用量]　3粒。

[用法]　将丁香研细末，调米饭适量，捣作饼，贴患儿肚脐。

[性味]　辛，温。

[归经]　归胃、脾、肾经。

[功效]　有开九窍、舒郁气、温中暖肾、降逆等功效。

[解释]　因脾肺气虚，不能约束水道，或肾气不固，出现小儿饮食减少、夜晚遗尿。本品能补中益肾。

单方：玉竹

[异名]　萎黄、竹七根、山包米、芦莉花、西竹、尾参。

[主治]　小儿遗尿。

[用量]　50克。

[用法]　将鲜玉竹洗净，煎水服。

[性味]　甘，平。

[归经]　归肺、胃经。

[功效]　有养阴润燥、除烦止渴作用。治咳嗽烦渴、小便频数等。

[解释]　因小儿体质虚弱、肾气不足，出现小便多、夜晚遗尿。本品能补阴益肾。

单方：猪膀胱

[异名]　猪脬、猪尿胞、猪胞、猪小肚。

[主治]　小儿遗尿。

[**用量**]　1个。

　　[**用法**]　将猪膀胱切开洗净,再将糯米放入其内蒸熟,加盐少许,分多次食用。

　　[**性味**]　甘、咸,平。

　　[**功效**]　有治遗尿、疝气坠痛等作用。糯米有滋阴补肾的作用。

　　[**解释**]　因小儿下元虚冷、肾气不固,出现夜晚遗尿。本品能温肾固摄。

　　单方:桑螵蛸

　　[**异名**]　螳螂壳、猴儿包、流尿狗等。

　　[**主治**]　小儿遗尿。

　　[**用量**]　10个。

　　[**用法**]　将桑螵蛸焙黄后研细末,用红糖调服,每次6克,每日1次。

　　[**性味**]　咸、甘,平。

　　[**归经**]　归肝、肾经。

　　[**功效**]　有补肾固精等功效。治小便频数、遗尿等。

　　[**解释**]　因小儿体质先天虚弱、肾气不固,出现身体瘦弱,易受风寒感冒,每夜遗尿等。本品能补肾固精。

　　单方:桂枝

　　[**异名**]　柳桂。

　　[**主治**]　睡中遗尿。

　　[**用量**]　1克。

　　[**用法**]　将桂枝研细末,加鸡肝煎水服。

　　[**性味**]　辛、甘,温。

　　[**归经**]　归膀胱、心、肺经。

[功效] 桂枝有发汗解肌、温经通脉等功效。鸡肝有补肝肾等作用,治肝虚目暗、小儿疳积等。

[解释] 因肝失疏泄、水津输布失调,出现小儿身热无汗、啼哭不安、小便多、睡中遗尿等。本品能疏泄水道、发汗解表。

单方:甘草

[异名] 甜草、甜根子、国老等。

[主治] 遗尿。

[用量] 1克。

[用法] 将甘草煎水服。

[性味] 甘,平。

[归经] 归脾、胃、肺经。

[功效] 有和中缓急、润肺解毒、调和诸药等功效。

[解释] 因脾肺气虚、不能约束水道,或肾气不固,出现小儿饮食少、夜晚遗尿等。本品能温中补肾、益精养气。

单方:益智仁

[异名] 益智子、摘芋子。

[主治] 小儿遗尿。

[用量] 3克。

[用法] 将益智仁用醋制后,研细末,吞服。

[性味] 辛,温。

[归经] 归脾、肾经。

[功效] 有温脾暖肾、固气涩精等功效。治冷气腹痛、遗精、夜多小便、遗尿等。

[解释] 因小儿下元虚冷、肾气不固,出现夜晚遗尿。本品能温肾固气。

单方:柿蒂

[异名]　柿子把、柿丁等。
[主治]　遗尿。
[用量]　12克。
[用法]　将柿蒂加水煎服。
[性味]　苦、涩,平。
[归经]　归肺、胃经。
[功效]　有降逆气、和胃等功效。
[解释]　因肺脾气虚,不能约束水道,出现小儿饮食减少、夜晚遗尿等。本品能和胃调气。

五、惊　风

单方:石菖蒲

[异名]　菖蒲、阳春雪、水剑草、香草、粉菖、山菖蒲等。
[主治]　急惊风。
[用量]　12克。
[用法]　将鲜菖蒲捣烂,滤取汁2~3匙,加老姜汁和匀灌服。
[性味]　辛,微温。
[归经]　归心、肝、脾经。
[功效]　有开窍豁痰、理气活血、散风祛湿等功效。
[解释]　因邪热炽盛、热极生风,出现小儿高烧惊厥、烦躁不安、四肢抽搐等。本品能镇惊息风、开窍醒神。

单方:水仙花

[异名]　姚女儿、天葱、雅蒜、水仙。

[**主治**]　惊风。

[**用量**]　20朵。

[**用法**]　将水仙花加糖少许,煎水服。

[**功效**]　有祛风除热、活血调经等功效。治惊风、月经不调等。

[**解释**]　因风邪郁闭,出现四肢抽搐、神志不清等。本品能祛风镇惊。

单方:全蝎

[**异名**]　全虫、获背虫。

[**主治**]　惊风。

[**用量**]　1条。

[**用法**]　将全蝎捣烂如泥,加酒少许,调匀贴囟门处。

[**性味**]　咸、辛,平;有毒。

[**归经**]　归肝经。

[**功效**]　全蝎有祛风止痉、通络解毒等功效。治惊风抽搐、中风、半身不遂等。外贴小儿囟门处,有镇惊祛风、醒神宁志等作用。

[**解释**]　因外感风邪、内蕴痰热,出现小儿四肢抽搐、神志不清等。本品能祛风涤痰。

单方:乌梅

[**异名**]　桔梅肉、梅实。

[**主治**]　小儿惊风牙关紧闭。

[**用量**]　1个。

[**用法**]　将乌梅外用擦牙。

[**性味**]　酸,温。

[**归经**]　归肝、脾、肺、大肠经。

［**功效**］ 有收敛、生津、驱蛔虫等功效。

［**解释**］ 用于小儿惊风,出现牙关紧闭、药不能入、四肢抽搐等。本品能生津开窍。

单方:青礞石

［**异名**］ 礞石。

［**主治**］ 急、慢惊风。

［**用量**］ 1 小块。

［**用法**］ 将青礞石磨水灌服。

［**性味**］ 咸、平。

［**归经**］ 归肝、肺、胃经。

［**功效**］ 有坠痰消食、下气平肝等功效。治癫狂惊痫、顽痰痞积、咳嗽喘急等。

［**解释**］ 因邪热炽盛、热极生风,或气血不足、经脉失于濡养,出现四肢抽搐、意识不清、面色大变等。本品能平肝息风。

单方:乌药

［**异名**］ 青竹香、旁其、白叶柴等。

［**主治**］ 慢惊风。

［**用量**］ 1 只。

［**用法**］ 将乌药磨水,暖热即服。

［**性味**］ 辛,温。

［**归经**］ 归脾、肺、肾、膀胱经。

［**功效**］ 有顺气开郁、散寒止痛等功效。

［**解释**］ 因气血虚弱、肝旺脾虚,出现四肢抽搐、入睡露睛、神情倦怠、下利清谷等。本品能扶正祛邪、顺气开郁。

单方:牛黄

[异名]　犀黄、各一旺。

[主治]　急惊风。

[用量]　0.3 克。

[用法]　将牛黄研细末,调蜂蜜服。

[性味]　苦、甘,凉。

[归经]　归心、肝经。

[功效]　有清心化痰、利胆镇惊等功效。治热病神昏、癫痫发狂、小儿惊风抽搐等。

[解释]　因邪热炽盛、热极生风,出现小儿高烧惊厥、烦躁不安、抽搐不止等。本品能清热镇惊、息风安神。

单方:乳香

[异名]　乳头香、浴香等。

[主治]　急、慢惊风。

[用量]　3 克。

[用法]　将乳香加甘遂 3 克,共研细末,每次服 1 克。

[性味]　辛、苦,温。

[归经]　归心、肝、脾经。

[功效]　乳香有调气活血、止痛追毒等功效。甘遂性味苦、寒。归脾、肺、肾经。有泻水饮、破积聚、通二便等功效。两味同用,有泻湿热、引风下行、息风镇痉等作用。

[解释]　因体内邪热炽盛生风,或气血不足经脉失于濡养,出现四肢抽搐、牙关紧闭、面色大变。本品能调气活血、救逆回阳。

六、感 冒

单方:葱白

[**异名**] 火葱、四季葱、葱茎白、葱白头。

[**主治**] 小儿伤风。

[**用量**] 50 克。

[**用法**] 将葱白切细,用开水泡汤,乘热熏口鼻。

[**性味**] 辛,温。

[**归经**] 归肺、胃经。

[**功效**] 有发表、通阳、解毒等功效。治寒热头痛。

[**解释**] 因风邪侵袭人体,出现小儿流清鼻涕、发热、哭闹不安等。本品能辛温解表。

单方:柴胡

[**异名**] 茹草、柴草、山柴胡等。

[**主治**] 寒热往来咳嗽。

[**用量**] 3 克。

[**用法**] 将柴胡加甘草 1 克,煎水服。

[**性味**] 苦,凉。

[**归经**] 归肝、胆经。

[**功效**] 柴胡有和解表里、疏肝升阳等功效,治寒热往来、头痛目眩、月经不调等。甘草有中和缓急、润肺解毒、调和诸药等功效。

[**解释**] 因体弱,受外邪寒湿侵袭,出现流鼻涕、咳嗽、时冷时热等。本品能和里解表。

单方：生姜

[**异名**]　　干姜、老姜。

[**主治**]　　风寒感冒。

[**用量**]　　10 克。

[**用法**]　　将生姜煎汤后,小半内服,多半汤液擦洗患儿身体。

[**性味**]　　辛,温。

[**归经**]　　归肝、胃、脾经。

[**功效**]　　有解表散寒、止咳祛痰等功效。治感冒风寒、腹胀满、泄泻等。

[**解释**]　　因冬季感受风寒之邪,出现四肢厥冷、面色青、舌苔白、咳嗽有痰等。本品能发表散寒。

单方：石膏

[**异名**]　　寒水石、白虎、细理石、软石膏等。

[**主治**]　　风热感冒。

[**用量**]　　6 克。

[**用法**]　　将石膏在火炉上轻烤后研细末,加蜂蜜调服。

[**性味**]　　辛、甘,寒。

[**归经**]　　归肺、胃经。

[**功效**]　　有解肌清热、除烦止渴等功效。治心烦神昏、口渴咽干、中暑自汗等。

[**解释**]　　因风热侵袭人体,出现面赤口干、流鼻涕、发热、睡卧不安等。本品能解肌清热。

单方：天南星

[**异名**]　　虎掌、南星、山苞米、斑杖、野芋头、蛇木芋等。

[**主治**]　　感冒发热。

[**用量**] 12 克。

[**用法**] 将天南星与雄黄 12 克共研细末,与面粉调制成饼状敷于脚心,用布包扎好,敷一天一夜。

[**性味**] 苦、辛,温;有毒。

[**归经**] 归肝、脾经。

[**功效**] 天南星有燥湿化痰、祛风定惊、消肿散结等功效。雄黄有燥湿祛风、杀虫解毒等作用。外敷脚心能降高热,引血下行,有退烧、调节人体阴阳平衡的作用。

[**解释**] 因小儿阴虚阳盛或受外界风热火毒侵袭,出现高烧不退、神昏谵语、口干口渴等。本品能泻热祛风。

七、蛔 虫

单方:苦楝皮

[**异名**] 楝皮、楝根木皮、双百皮等。

[**主治**] 小儿蛔虫。

[**用量**] 30 克。

[**用法**] 将苦楝皮研细末,加红糖适量,做成 30 个丸子,6 岁以下儿童 1 次 1 粒,6 岁以上 1 次 2 粒。

[**性味**] 苦,寒;有毒。

[**功效**] 有清热、燥湿、杀虫等功效。治蛔虫、蛲虫等。

[**解释**] 因脾胃虚弱,过食生冷不洁之品,出现腹部隐痛,痛处可触及肿块。本品能驱虫导积。

单方:石榴皮

[**异名**] 石榴壳、酸榴皮、西榴皮、海石榴。

[**主治**] 小儿蛔虫。

[**用量**]　250 克。

[**用法**]　将石榴皮加水煎煮后去渣,再加入芒硝 8 克,将上述两药汁分为 16 份,每日 1 次,空腹服下。根据年龄大小,酌情增减。

[**性味**]　酸、涩,温。

[**归经**]　归大肠、肾经。

[**功效**]　石榴皮有涩肠、止血、驱虫等功效,治虫积腹痛。芒硝有泻热、润燥、软坚、清心明目、涤肠胃、止痛等作用。

[**解释**]　因脾胃虚弱,过食生冷不洁之品,出现腹痛、呕吐清水、食欲减退等。本品能调胃驱虫。

单方:槟榔

[**异名**]　白槟榔、槟榔子、槟榔仁、槟王等。

[**主治**]　小儿蛔虫。

[**用量**]　9 克。

[**用法**]　将槟榔研细末,用白开水送服,每次 3 克,每日 3 次。

[**性味**]　苦、辛,温。

[**归经**]　归脾、胃、大肠经。

[**功效**]　有杀虫破积、下气行水等功效。

[**解释**]　因脾胃弱,又常吃不洁瓜果蔬菜,出现腹痛、消瘦、呕吐清水、晚上磨牙等。本品能健脾驱虫。

单方:乌药

[**异名**]　吹风散、青竹香、钱柴头、旁其、矮樟。

[**主治**]　虫积腹痛。

[**用量**]　9 克。

[**用法**]　将乌药与槟榔 1 个加水磨碾成浆,用温开水冲服。

[**性味**]　辛、温。

[**归经**]　归脾、肾经。

[**功效**]　有顺气止痛、开郁散寒等功效。

[**解释**]　因常吃不洁之物,出现腹痛难忍,动则痛剧,可感腹内肿块上下滑动。本品能杀虫镇痛。

单方:五灵脂

[**异名**]　药本、寒雀粪、寒号虫粪。

[**主治**]　虫积心痛。

[**用量**]　3克。

[**用法**]　将五灵脂加白矾1克,研细末服。

[**性味**]　苦、甘、温。

[**归经**]　归肝、脾经。

[**功效**]　五灵脂有行血止痛等功效,治心腹诸痛症等。白矾有消痰燥湿、止泻止血、解毒杀虫等作用。

[**解释**]　因小儿偏食肥香油腻之物和不洁之物,出现夜间磨牙、腹部隐痛连心窝处。本品能杀虫定痛。

单方:芜荑

[**异名**]　白芜荑、山榆仁、芜荑仁等。

[**主治**]　诸虫作痛。

[**用量**]　3克。

[**用法**]　将芜荑用干漆炒后,研细末服。

[**性味**]　苦、辛,温。

[**归经**]　归脾、胃经。

[**功效**]　芜荑有杀虫消积等功效,治虫积腹痛、小儿疳泻等。干漆性味辛、温;有毒。归肝、脾经。有破瘀消积、杀虫等作用。治妇女闭经、瘀血虫积等。

[**解释**]　因感受外来毒邪及食入不洁之物,出现脘腹作痛、面黄肌瘦、厌食等。本品能杀虫镇痛。

单方:百部

[**异名**]　山百根、一窝虎、九虫根等。

[**主治**]　小儿蛲虫。

[**用量**]　9克。

[**用法**]　将百部研细末,调凡士林敷于肛门。

[**性味**]　甘、苦,微温。

[**归经**]　归肺经。

[**功效**]　有温润肺气、止咳杀虫(蛔虫、蛲虫)等功效。

[**解释**]　因感染蛲虫,出现肛门奇痒,夜间更甚。本品能杀虫止痒。

单方:榧子

[**异名**]　赤果、王心果、香榧等。

[**主治**]　钩虫。

[**用量**]　6克。

[**用法**]　将榧子肉炒熟嚼服。

[**性味**]　甘,平。

[**归经**]　归肺、胃、大肠经。

[**功效**]　有杀虫消积等功效。治虫积腹痛、小儿疳积、便秘、痔疮等。

[**解释**]　因饮食不洁致钩虫成积,出现面黄肌瘦、腹部膨突、脐周疼痛等。本品能驱虫消积。

单方:白矾

[**异名**]　明矾、理石、矾石、生矾等。

〔**主治**〕　蛲虫。

　〔**用量**〕　1 小块。

　〔**用法**〕　临睡前将白矾塞入肛门，次晨取出，可见蛲虫聚集在白矾上。

　〔**性味**〕　酸、涩，寒。

　〔**归经**〕　归肺、脾、胃、大肠经。

　〔**功效**〕　有消痰燥湿、止泻止血、杀虫解毒等功效。

　〔**解释**〕　因幼儿相互传染蛲虫，出现夜晚肛痒、烦躁不安。本品能杀虫止痒。

八、疹　痘

　单方：蝉蜕

　〔**异名**〕　蝉退壳、金牛儿、知了皮、蝉衣等。

　〔**主治**〕　小儿麻疹透发不畅。

　〔**用量**〕　3 克。

　〔**用法**〕　将蝉蜕煎水服。

　〔**性味**〕　甘、咸、凉。

　〔**归经**〕　归肝、肺经。

　〔**功效**〕　有散风热、宣肺透疹等功效。治外感风热、麻疹透发不畅、疔疮肿毒等。

　〔**解释**〕　因内蕴热毒、外感风邪，出现发热咳嗽、口腔颊部有白点等。本品能宣肺透疹。

　单方：胡荽

　〔**异名**〕　满天星、芫荽等。

　〔**主治**〕　小儿疹痘欲出。

[用量]　50克。

[用法]　将胡荽煎水后洗身。

[性味]　辛,温。

[归经]　归肺、脾经。

[功效]　有发汗透疹,消食下气等功效。治麻疹透发不畅等。

[解释]　因感受外来湿热毒气,出现发热微恶寒、目赤畏光、唇腮红赤等。本品能解毒透表。

单方:升麻

[异名]　绿升麻、周麻、马尿杆等。

[主治]　痘风疮。

[用量]　50克。

[用法]　将升麻煎水后,淋洗全身。

[性味]　甘、辛,凉。

[归经]　归肺、脾、胃经。

[功效]　有升阳发表、透疹解毒作用。治时疫疠气、斑疹不透、痈肿疮毒等。

[解释]　因患痧痘后余毒未尽,湿热内蕴,又外受风邪,出现全身瘙痒,搔破后流水结痂,浸淫周身。本品能解毒除湿、疏风透疹。

单方:紫草

[异名]　红石根、山紫草、地血、紫草茸、鸦衔草等。

[主治]　小儿疹痘。

[用量]　50克。

[用法]　将紫草煎水,少部分内服,大部分外洗患处。

[性味]　苦,寒。

[归经]　归心、肝经。

[**功效**]　有凉血活血、清热解毒等功效。治湿热斑疹、黄疸、热结便秘、小儿疹痘等。

　　[**解释**]　因风热湿毒内蕴,出现皮肤有小红点,奇痒、发热、烦躁等。本品能清热解毒。

九、呕　吐

　　单方:仙人杖

　　[**异名**]　退秧竹。

　　[**主治**]　小儿吐乳。

　　[**用量**]　10克。

　　[**用法**]　将仙人杖煎水服。

　　[**性味**]　咸,平。

　　[**功效**]　具和胃止呕功效。治反胃吐乳、疟疾痔疮等。

　　[**解释**]　因乳食失节或寒温失调,出现小儿吐乳、哭闹不安等。本品能和胃止吐。

　　单方:白芝麻

　　[**异名**]　白脂麻、白油麻、白胡麻。

　　[**主治**]　小儿呕吐不止。

　　[**用量**]　12克。

　　[**用法**]　将白芝麻煎水服。

　　[**性味**]　甘,平。

　　[**功效**]　有润燥滑肠等功效。治呕逆、小儿头疮等。

　　[**解释**]　因胃失通降,或风热犯胃,出现小儿呕吐有酸臭味、睡眠不安等。本品能清热和胃、润燥滑肠。

单方：白矾

[异名]　矾石、明矾、理石等。

[主治]　小儿急性呕吐。

[用量]　12克。

[用法]　将明矾研细末,用米饭做饼,贴于脚心。

[性味]　酸、涩,寒。

[归经]　归肺、脾、胃、大肠经。

[解释]　因小儿脾胃虚弱,易感受外寒,出现吐食反胃、四肢厥冷等。本品能散寒止呕。

单方：蚯蚓

[异名]　虫蟮、地龙、曲蟮、寒蚓等。

[主治]　风热吐乳。

[用量]　3克。

[用法]　将蚯蚓去泥土,洗净烤干,研细末服。

[性味]　咸,寒。

[归经]　归肝、脾、肺经。

[功效]　有清热平肝、止喘通络等功效。

[解释]　因小儿感受风热,出现食入即吐、睡眠不安等。本品能清热和胃。

单方：肉豆蔻

[异名]　豆蔻、肉果。

[主治]　小儿吐泻。

[用量]　1个。

[用法]　将肉豆蔻炒制后研细末,用米汁饮下。

[性味]　辛,温。

[归经]　归脾、大肠经。

[功效]　有温中下气、消食固肠等功效。治心腹胀痛、呕吐、宿食不消等。

[解释]　因胃气上逆、脾运不健,出现面色苍白、上吐下泻、不热不渴等。本品能温中固肠。

单方:葱白

[异名]　葱茎白、葱白头、火葱、四季葱等。

[主治]　婴儿吐乳。

[用量]　2个。

[用法]　将葱白、乳汁在饭锅内炖熟灌服。

[性味]　辛,温。

[归经]　归肺、胃经。

[功效]　有发表通阳、解毒散寒等功效。

[解释]　因婴儿脾胃虚寒,出现吐乳、大便稀溏、四肢厥冷等。本品能温中和胃。

单方:丁香

[异名]　雄丁香、公丁香等。

[主治]　幼儿胃寒吐乳。

[用量]　1粒。

[用法]　先将生姜一块挖一小孔,放入丁香后封口,水煎后服用。

[性味]　辛、温。

[归经]　归胃、脾、肾经。

[功效]　丁香有温中暖肾,降逆作用,治呕吐、反胃、泻痢等。生姜有发表散寒的作用。

[解释]　因小儿脾胃虚弱,又感受风寒,出现反胃呕吐、大

便稀溏、四肢冷凉等。本品能温中和胃、散寒补虚。

单方:苦瓜根

[**主治**]　小儿风热呕吐。

[**用量**]　6 克。

[**用法**]　将苦瓜根水煎服。

[**性味**]　苦,寒。

[**功效**]　有清热解毒功效。治痢疾、疔疮肿毒、风火牙痛等。

[**解释**]　因小儿感受风热湿邪,出现呕吐有臭味、面赤发热、夜不安宁等。本品能清热止呕。

十、腹　痛

单方:茴香

[**异名**]　小茴香、土茴香、小香、谷香、野茴香。

[**主治**]　小儿寒湿腹痛。

[**用量**]　9 克。

[**用法**]　将茴香煎水服。

[**性味**]　辛,温。

[**归经**]　归肾、膀胱、胃经。

[**功效**]　有温肾散寒、和胃理气之功效。治寒疝、少腹冷痛、胃痛呕吐、肾虚腰痛等。

[**解释**]　多因小儿受风寒之邪侵袭,出现腹痛、吐奶腹泻、四肢不温等。本品能温经散寒。

单方:茶油

[**异名**]　楂油。

［**主治**］ 小儿腹痛。

［**用量**］ 0.1 克。

［**用法**］ 将茶油搽在肚脐上,然后用火罐拔吸 5 分钟。

［**性味**］ 甘,凉。

［**功效**］ 有清热化湿、杀虫解毒之功效。治痧气腹痛、烫火伤等。火罐拔吸肚脐,具有消导气滞、安蛔镇痛、调节脏腑功能的作用。

［**解释**］ 多因气机阻滞或虫积内生,出现脘腹胀气、阵阵疼痛、面黄肌瘦、心烦哭闹等。本品能顺气镇痛。

单方:艾叶

［**异名**］ 艾蓬、灸草、医草、甜艾、黄草、冰台等。

［**主治**］ 小儿寒湿腹痛。

［**用量**］ 12 克。

［**用法**］ 将艾叶与盐 12 克,老姜 12 克,葱头 1 个,共捣烂炒热,用布包裹外熨脘腹部。

［**性味**］ 辛,温。

［**归经**］ 归脾、肝、肾经。

［**功效**］ 有理气血、逐寒湿、温经、止血、安胎等作用。

盐性味咸,寒;归胃、肾、大肠、小肠经;有涌吐、凉血解毒等功效。

老姜性味辛,温;归肺、胃、脾经;有发表散寒、止呕祛痰等功效。

葱头性味辛,温;归肺、胃经;有发表通阳、解毒散寒等功效。

［**解释**］ 多因小儿脏腑娇嫩,易受外邪侵袭,出现脘腹疼痛、哭闹不止、面色青紫、手足冰冷等。本品能温经散寒。

单方：莱菔子

[**异名**]　萝卜子。

[**主治**]　食积腹痛。

[**用量**]　60 克。

[**用法**]　将莱菔子煎水服,早晚各 1 次。

[**性味**]　辛、甘,平。

[**归经**]　归肺、胃经。

[**功效**]　有下气定喘、消食化痰功效。治咳嗽痰喘、食积气滞、胸闷腹胀等。

[**解释**]　多因饮食不节,损伤脾虚,出现脘腹胀满、大便秘结、腹部阵痛等。本品能健胃消食。

单方：胡椒

[**异名**]　浮椒、玉椒。

[**主治**]　腹痛。

[**用量**]　1 克。

[**用法**]　将胡椒研细末,调拌面粉成饼,外敷肚脐。

[**性味**]　辛,热。

[**归经**]　归胃、大肠经。

[**功效**]　有温中下气、消痰解毒功效。治寒痰食积、脘腹冷痛、呕吐清水等。

[**解释**]　多因风寒或气滞聚结脘腹,出现脘腹冷痛、肚腹气胀等。本品能温中散寒。

十一、小儿麻痹症

单方：荆芥

[**异名**]　稳齿菜、姜芥、四棱秆蒿。

[**主治**]　小儿麻痹症。

[**用量**]　60 克。

[**用法**]　将荆芥与陈艾 60 克，石菖蒲 60 克，生姜 20 克，葱白 20 克放入锅中，撒上少许白酒，炒热后温熨揉擦全身。

[**性味**]　辛，温。

[**归经**]　归肺、肝经。

[**功效**]　有发表祛风、理血止血之功效。治感冒发热、咽喉肿痛、中风口噤等。陈艾、石菖蒲、生姜、葱白等具有散寒解表、活血化瘀、温经通络等功效。

[**解释**]　小儿麻痹症多因风热、暑湿疫毒之邪，由口鼻入侵所致，出现全身肌肉疼痛，伴有呕吐腹泻、肌肉弛缓等。本品能舒筋活血、健肤祛邪。

单方：桂枝

[**异味**]　柳桂。

[**主治**]　小儿麻痹症。

[**用量**]　2 克。

[**用法**]　将桂枝与土鳖虫 2 克共研细末，用白开水冲服。

[**性味**]　辛、甘，温。

[**归经**]　归膀胱、心、肺经。

[**功效**]　桂枝有发汗解肌、温经通脉功效，治风寒表证，肩背肢节酸疼、胸痹、痰饮等。土鳖虫性味咸，寒；有毒。有逐瘀破

积、通络理伤功效,治跌打损伤、风湿筋骨痛、产后瘀血腹痛等。

　　[解释]　多因外邪侵袭机体,出现四肢无力、肌肉萎缩、面色无华等。本品能通经活血。

单方:川牛膝

　　[异名]　甜牛膝、麻牛膝。
　　[主治]　小儿麻痹症。
　　[用量]　9克。
　　[用法]　将川牛膝与马钱子(油炸黄)0.3克研细末,调拌蜂蜜成丸服。
　　[性味]　微苦、平。
　　[归经]　归肝、肾经。
　　[功效]　川牛膝有祛风利湿、通经活血的功效,治风湿腰膝疼痛、脚痿筋挛、妇女经闭等。

　　马钱子性味苦,寒;有毒。有散血热、消肿止痛功效,治风痹疼痛、面中风、重症肌无力等。

　　[解释]　本品所治麻痹症多因针药注射不当所致,出现小儿注射后下肢不能行走,逐渐痿痹无力等。本品能活血通经。

单方:葛根

　　[异名]　黄葛根、葛条根、葛子根、粉葛、野扁葛。
　　[主治]　小儿麻痹症。
　　[用量]　9克。
　　[用法]　将葛根加鲜竹叶12克,煎水服。
　　[性味]　甘、辛,平。
　　[归经]　归脾、胃经。
　　[功效]　葛根有升阳解肌、透疹止泻、除烦止渴功效,治伤寒、头痛项强、烦热消渴、麻疹不透等。鲜竹叶有清热除烦、生津

利尿功效,治热病烦渴、小儿惊痫、咳逆、口烂舌红等。

[**解释**]　多因风热火毒之邪走窜经络脏腑,出现全身肌肉疼痛、四肢无力、心烦便结等。本品能清热解烦、退火解毒。

单方:金银花

[**异名**]　忍冬花、银花、苏花、金花、金藤花、双花、二宝花。
[**主治**]　小儿麻痹症。
[**用量**]　30 克。
[**用法**]　将金银花与丝瓜络各 20 克,茵陈 12 克,煎水服,每日 2 次。
[**性味**]　甘,寒。
[**归经**]　归肺、胃经。
[**功效**]　金银花有清热解毒作用,治温病发热、痈疡肿毒、瘰疬等。丝瓜络性味甘,平;有通经活络、清热化痰等功效。茵陈性味苦、辛,凉;归肝、脾、膀胱经;有清热利湿之功效;治湿热黄疸、小便不利、风痒等。

[**解释**]　多因外邪侵袭,出现全身肌肉疼痛,伴有呕吐、腹泻、肌肉弛缓、四肢无力等。本品能清热解毒、通经活络。

第六章 五官科

一、牙 痛

单方:薄荷油

[主治] 牙痛。

[用量] 1滴。

[用法] 薄荷油蘸在棉球上,涂塞在痛处。

[性味] 辛,凉。

[功效] 有疏风清热等功效。治牙痛、头痛、咽痛等。

[解释] 因胃热上扰,出现牙痛不止、痛处红肿、食欲减退等。本品能清热镇痛。

单方:食盐

[异名] 盐。

[主治] 牙痛。

[用量] 少许。

[用法] 将食盐搽痛处。

[性味] 咸、寒。

[归经] 归胃、肾、大肠、小肠经。

[功效] 有清火凉血、涌吐解毒等作用。治牙痛、喉痛等。

[解释] 因风热之邪相搏,出现牙齿疼痛不止。本品能泻火止痛。

单方：石菖蒲

[**异名**]　菖蒲、九节菖蒲、水剑草、剑草、香草等。

[**主治**]　齿痛。

[**用量**]　600毫克。

[**用法**]　将菖蒲与雄黄300毫克研细末，撒在痛处。

[**性味**]　辛，微温。

[**归经**]　归心、肝、脾经。

[**功效**]　石菖蒲有开窍理气、活血散风、祛湿等功效。雄黄有杀虫、解毒的作用。

[**解释**]　因虫蛀致牙齿疼痛。本品能清热除湿、杀虫止痛。

单方：芭蕉根

[**异名**]　芭蕉头、甘露树。

[**主治**]　风火牙痛。

[**用量**]　50克。

[**用法**]　将芭蕉根水煎服。

[**性味**]　淡、凉。

[**归经**]　归肺、肝经。

[**功效**]　有泻热解毒、止渴利尿等功效。

[**解释**]　因风热结聚，出现牙齿疼痛，痛牙处面部肿胀、吞咽困难。本品能疏风泻火、清热镇痛。

单方：花椒

[**异名**]　陆发、汉椒、川椒、点椒。

[**主治**]　牙痛。

[**用量**]　1粒。

[用法]　将花椒放于龋齿上,用力咬住。

[性味]　辛,温;有毒。

[归经]　归脾、肺、肾经。

[功效]　有温中散寒、除湿止痛等功效。

[解释]　因风寒之邪客于牙体,出现牙龈部疼痛,患牙得热痛减。本品能疏风散寒。

单方:细辛

[异名]　细草、少辛、金盆草、山人参。

[主治]　风寒牙痛。

[用量]　少许。

[用法]　将细辛研细末,塞入痛处。

[性味]　辛,温。

[归经]　归肺、肾经。

[功效]　有祛风散寒、行水开窍等功效。治齿痛、风冷头痛等。

[解释]　因风寒之邪客于牙体,出现牙痛不止,得热痛减。本品能散寒镇痛。

单方:白芷

[异名]　香白芷、泽芬、芳香等。

[主治]　风火牙痛,蛀牙疼痛。

[用量]　3克。

[用法]　将白芷研细末,加0.5克冰片调匀,然后取少许放在棉花上,塞入患侧鼻孔。

[性味]　辛,温。

[归经]　归肺、脾、胃经。

[功效]　白芷有祛风燥湿、消肿止痛等功效,治头痛、齿痛

等。冰片有通诸窍、散郁火、消肿止痛等作用。

[解释]　因感受风火之邪,出现牙齿疼痛,蛀孔疼痛更甚。本品能镇痛祛风、泻火杀虫。

单方:蜗牛壳

[主治]　龋齿牙痛。

[用量]　30 个。

[用法]　将蜗牛壳烧后研细末,搽患处。

[性味]　咸,寒。

[功效]　有清热消肿、解毒镇痛等功效。

[解释]　因口腔不洁或风痰湿热熏蒸手、足阳明二经,出现龈肿腐臭、牙齿蛀蚀显露、疼痛不止。本品能清热止痛。

单方:大黄

[异名]　川军、将军、黄良等。

[主治]　牙齿肿痛。

[用量]　5 克。

[用法]　将大黄研细末,搽牙或吞服。

[性味]　苦,寒。

[归经]　归胃、大肠、肝经。

[功效]　有泻热毒、破积滞、行瘀血等功效。

[解释]　因风热火邪上犯,出现牙齿肿痛、进食困难、口臭等。本品能泻热、消肿、止痛。

二、咽喉肿痛

单方:蒲公英

[异名]   蒲公丁、婆婆丁、双英十地、黄狗头、黄花草、茅萝卜、黄花三七。

[主治]   咽喉肿痛。

[用量]   15 克。

[用法]   将蒲公英加水煎服。

[性味]   苦、甘,寒。

[归经]   归肝、胃经。

[功效]   有清热解毒、利尿散结等功效。治咽喉肿痛、疔毒、疮肿等。

[解释]   因风热上犯喉间,出现咽喉肿痛、声音嘶哑、吞咽困难等。本品能清咽泻火。

单方:天萝水

[异名]   丝瓜水。

[主治]   咽喉肿痛。

[用量]   50 克。

[用法]   霜降季节以后,挑选粗大丝瓜藤,在近根 33 厘米处剪断。将两个断头插入瓶中,自然流出水。此水汁即为天萝水,加开水服。

[功效]   有解毒、清内热、消痰火等功效。治双、单蛾等。

[解释]   因外感风热,出现咽喉红肿、疼痛较轻、吞咽困难。本品能清咽利喉。

单方：合欢花

[**异名**] 夜合花、乌绒。

[**主治**] 咽喉肿痛。

[**用量**] 15克。

[**用法**] 将合欢花加水煎服。

[**性味**] 甘，平。

[**归经**] 归心、脾经。

[**功效**] 有解郁理气、安神活络等功效。治咽喉痛、痈肿等。

[**解释**] 因风热上扰咽喉，出现咽喉肿痛、声音嘶哑。本品能清咽镇痛。

单方：大蒜

[**异名**] 胡蒜、独蒜、独头蒜。

[**主治**] 咽喉肿痛。

[**用量**] 2个。

[**用法**] 将大蒜捣烂后，贴鱼际穴、大椎穴。

[**性味**] 辛，温。

[**归经**] 归脾、胃、肺经。

[**功效**] 有祛风邪、杀毒气、行滞气、暖脾胃等功效。

鱼际为手太阴肺经穴位，有清泻肺火作用。大椎穴是泻热之要穴。

[**解释**] 因肺热上扰咽喉，出现咽喉肿痛、吞咽困难。本品能泻热清肺。

单方：薤白根

[**异名**] 小独蒜、薤白、小蒜、薤白头、大头菜子等。

[**主治**]　咽喉肿痛。

[**用量**]　30 克。

[**用法**]　将薤白根加醋 50 克捣烂,外敷患处。

[**性味**]　辛、苦,温。

[**归经**]　归大肠经。

[**功效**]　薤白根有理气宽胸、通阳散结的功效。外敷患处,有活血消肿止痛的作用。醋有清热凉血、散瘀消肿的作用。

[**解释**]　因风寒湿邪上扰咽喉,出现咽喉肿痛、吞咽困难。本品能消肿止痛。

单方:黄柏

[**异名**]　黄伯栗、檗皮、黄檗等。

[**主治**]　咽喉肿痛。

[**用量**]　30 克。

[**用法**]　将黄柏研细末,用醋调敷患处。

[**性味**]　苦,寒。

[**归经**]　归肾、膀胱经。

[**功效**]　有清热燥湿、泻火解毒等功效。治热痢泄泻、痔疮便血、目赤肿痛、疮疡肿毒等。

[**解释**]　因风热火毒上扰咽喉,出现咽喉肿痛、吞咽困难、面赤唇干。本品能泻火解毒。

单方:荔枝草

[**异名**]　野猪菜、仆地消、青蛙草、沟香薷、过冬青、水羊耳等。

[**主治**]　咽喉肿痛。

[**用量**]　30 克。

[**用法**]　将荔枝草用水煎服。

[**性味**] 辛,凉。

[**功效**] 有凉血利水、解毒杀虫等功效。治咽喉肿痛、痈肿痔疮、咯血吐血等。

[**解释**] 因外感风热或阴虚内热,出现咽喉红肿疼痛、吞咽困难、声音嘶哑等。本品能消肿止痛。

三、睑腺炎

单方:生地黄

[**异名**] 干地黄、原生地、狗奶子、山白菜。

[**主治**] 睑腺炎(麦粒肿)。

[**用量**] 50克。

[**用法**] 将新鲜生地捣烂,取汁与醋调敷患处。

[**性味**] 甘、苦,凉。

[**归经**] 归心、肺、肾经。

[**功效**] 生地黄有滋阴养血、破恶血、通血脉等功效。醋有消热、化瘀、消肿等作用。

[**解释**] 因受风火毒邪侵入,出现眼及脸部发红、肿痒,形成麦粒样肿胀。本品能活血消肿。

单方:白菊花

[**异名**] 家菊、甜菊花、药菊。

[**主治**] 睑腺炎。

[**用量**] 9克。

[**用法**] 将白菊花煎水内服,也可外用洗眼。

[**性味**] 甘、苦,凉。

[**归经**] 归肺、肝经。

[**功效**]　有疏风清热、明目解毒等功效。

[**解释**]　因脾胃蕴热,郁久化火,出现眼睑发红、肿胀等。本品能清热解毒。

单方:蒲公英

[**异名**]　蒲公丁、婆婆丁、黄狗头、黄花草、茅萝卜、黄花三七等。

[**主治**]　睑腺炎。

[**用量**]　100 克。

[**用法**]　将鲜蒲公英用水煎服或洗眼。

[**性味**]　苦、甘,寒。

[**归经**]　归肝、胃经。

[**功效**]　有清热解毒、利尿散结等功效。治咽喉肿痛、疔毒、疮肿等。

[**解释**]　因过食辛辣食物,脾胃蕴热,郁久化火,出现眼睑红肿、痒痛。本品能清热解毒。

单方:地肤子

[**异名**]　铁扫把子、千头子、竹帚子等。

[**主治**]　目痛。

[**用量**]　3 克。

[**用法**]　将新鲜地肤子捣汁,滴入目中。

[**性味**]　甘、苦,寒。

[**归经**]　归肾、膀胱经。

[**功效**]　有利小便、清湿热、益精强阴等功效。

[**解释**]　因湿热火毒壅滞,出现眼睛红肿疼痛、流泪。本品能祛湿清热。

四、鼻出血

单方:白茅花

[**异名**] 茅针花、管花等。
[**主治**] 鼻出血。
[**用量**] 15 克。
[**用法**] 煎水服。
[**性味**] 甘,平。
[**功效**] 有止血、定痛等功效。治吐血、鼻出血、刀伤等。
[**解释**] 因风热上扰,出现习惯性出血。本品能疏风止血。

单方:大蒜

[**异名**] 胡蒜、独蒜、蒜头、独头蒜等。
[**主治**] 鼻出血。
[**用量**] 1 个。
[**用法**] 将大蒜捣泥,左鼻出血贴右脚掌心,右鼻出血贴左脚掌心。
[**性味**] 辛、温。
[**归经**] 归脾、胃、肾经。
[**功效**] 大蒜有行滞气、暖脾胃、消积、解毒、杀虫等功效。脚心贴大蒜,有引火下行、通窍泻热等作用。
[**解释**] 因肺、胃积热上扰,出现鼻孔出血和鼻孔干燥等。本品外用能清泻肺胃。

单方:仙鹤草

[**异名**]　毛鸡草、狼牙草、黄花子、牛头草、刀口药等。

[**主治**]　鼻出血。

[**用量**]　15 克。

[**用法**]　将仙鹤草加水煎服。

[**性味**]　苦、辛,平。

[**归经**]　归肺、肝、脾经。

[**功效**]　有止血健胃等功效。治咯血、吐血、创伤出血、鼻出血等。

[**解释**]　因胃热熏蒸,出现鼻干口臭、烦渴引饮、鼻出血等。本品能清泻胃热。

单方:醋

[**异名**]　食醋、米醋。

[**主治**]　鼻出血。

[**用量**]　5 滴。

[**用法**]　用棉花搓成团,蘸醋塞入鼻孔内。

[**性味**]　酸、苦,温。

[**归经**]　归肝、胃经。

[**功效**]　有止血散瘀、解毒杀虫等功效。治鼻出血、痈疽疮肿等。

[**解释**]　因鼻部受伤,出现鼻出血。本品能散瘀止血。

单方:活蚯蚓

[**主治**]　鼻出血。

[**用量**]　5 条。

[**用法**]　将活蚯蚓捣烂后,加白糖吞服。

[**性味**]　咸,寒。

　　[**归经**]　归肝、肺经。

　　[**功效**]　有清热平肝、止喘通络等功效。

　　[**解释**]　因肝火上扰或血热妄行,出现头晕目眩、鼻血不止、心烦意乱等。本品能清热降火。

单方:血余炭

　　[**主治**]　鼻腔出血。

　　[**用量**]　1 克。

　　[**用法**]　将人发洗净烧成炭,吹入鼻孔。

　　[**性味**]　苦,温。

　　[**归经**]　归心、肝、肾经。

　　[**功效**]　有消瘀止血等功效。治吐血、鼻出血、齿龈出血等。

　　[**解释**]　因鼻部外伤,出现鼻腔流血不止、红肿疼痛。本品能散瘀止血。

单方:萱草根

　　[**异名**]　地人参、黄花菜根、漏芦果等。

　　[**主治**]　鼻出血。

　　[**用量**]　30 克。

　　[**用法**]　将萱草根与生姜加水煎服。

　　[**性味**]　甘、凉。

　　[**归经**]　归脾、肺经。

　　[**功效**]　有利水凉血等功效。治小便不利、鼻出血、便血、乳痈。

　　[**解释**]　因风热虚火上扰,出现鼻出血、手脚逆冷等。本品能凉血散瘀、清热止血。

单方：白及

[异名]　白根、冰球子、羊角七、利知子、白芨。

[主治]　鼻出血。

[用量]　2 克。

[用法]　将白及研细末，调蜜涂山根穴上。

[性味]　苦、甘，凉。

[归经]　归肺经。

[功效]　白及有补肺止血、消肿生肌、敛疮等功效，治鼻出血、痈疽肿毒、汤火烫伤。外用蜜调白及末涂山根穴，可直接泻实火、止鼻血。

[解释]　因肺、胃积热上扰，出现鼻孔干燥、鼻出血不止。本品能止血泻火。

单方：青蒿

[异名]　野兰蒿、黑蒿、香蒿等。

[主治]　暑热鼻出血。

[用量]　30 克。

[用法]　将青蒿捣汁服。

[性味]　苦，寒。

[归经]　归肝、胆经。

[功效]　有清热解暑、止血安神等功效。

[解释]　因夏天高温暑热，出现心烦不安、口干舌燥、面赤喜饮、鼻血不止等。本品能清热解暑、止血安神。

五、中耳炎

单方:薄荷

[**异名**]　升阳菜、夜息花、南薄荷。
[**主治**]　中耳炎。
[**用量**]　50 克。
[**用法**]　将新鲜薄荷捣汁,一次少许滴入耳内。
[**性味**]　辛,凉。
[**归经**]　归肺、肝经。
[**功效**]　有疏风散热、辟秽解毒等功效。
[**解释**]　因风热上扰、经气阻塞、久蕴化脓,出现耳内作痛,咳嗽吞咽和打喷嚏时疼痛加剧,脓汁外溢后则疼痛减轻。本品能疏风泻热。

单方:大黄

[**异名**]　黄皮、锦纹大黄、川军、叶大黄等。
[**主治**]　中耳炎。
[**用量**]　6 克。
[**用法**]　将大黄研细末,浸入 50 克香油中,然后滴入耳孔内。
[**性味**]　苦,寒。
[**归经**]　归肝、胃、大肠经。
[**功效**]　有泻热毒、破积滞、行瘀血等功效。
[**解释**]　因肝胆、三焦蕴热,复感外邪,热邪上扰,出现耳内反复流脓,有恶臭,听力障碍,外感后耳鸣、耳痛等。本品能清热降火。

单方：虎耳草叶

[异名]　金丝荷叶、石丹药、虎耳草、金丝草、耳朵草、狮子草、天荷叶等。

[主治]　中耳炎。

[用量]　50克。

[用法]　将虎耳草叶挤出汁，滴入耳内，一天3次。

[性味]　苦、辛，寒；有微毒。

[功效]　有祛风清热、凉血解毒等功效。治风疹、湿疹、中耳炎、丹毒等。

[解释]　因肝胆、三焦蕴热，复感外邪，热邪上扰于耳，出现耳内作痛、跳痛难忍、恶寒发热等。本品能清热解毒、疏风解表。

单方：石榴花

[异名]　榴花、酸石榴花。

[主治]　中耳炎。

[用量]　30克。

[用法]　将石榴花放火上焙干研细末，加少许冰片调匀，用少量吹入耳内。

[性味]　酸、涩，平。

[功效]　石榴花有治鼻出血、中耳炎、创伤出血等作用。冰片有散郁通窍、消肿止痛等作用。

[解释]　因风热燥火上扰，久蕴化脓，出现耳内疼痛、脓汁外溢等。本品能清热止痛。

单方：韭菜汁

[异名]　长生菜汁、扁菜汁、壮阳草汁等。

［**主治**］ 慢性中耳炎。

［**用量**］ 2滴。

［**用法**］ 将韭菜捣汁,滴入耳内。

［**性味**］ 辛,温。

［**归经**］ 归肝、胃经。

［**功效**］ 有温中行气、散血解毒等功效。

［**解释**］ 因肝胆蕴热,出现耳肿隐痛,有时耳内流脓液或血。本品能清热散血通窍。

单方:白矾

［**异名**］ 明矾、雪矾、理石、羽泽等。

［**主治**］ 耳内肿痛、出血。

［**用量**］ 1克。

［**用法**］ 将白矾煅烧后研细末,加麝香少许,吹耳内,然后用棉花塞住耳孔。

［**性味**］ 酸、涩,寒。

［**归经**］ 归肺、脾、胃、大肠经。

［**功效**］ 白矾有化痰燥湿、止泻止血、解毒杀虫等功效。麝香有开窍避秽、通络散瘀等作用。

［**解释**］ 因风热湿毒上扰、经气阻塞,或外伤耳部,出现耳内作痛、有血溢出。本品能止血消肿、祛湿解毒。

单方:龙骨

［**异名**］ 白龙骨等。

［**主治**］ 耳中出血。

［**用量**］ 1克。

［**用法**］ 将龙骨研细末,吹入耳内。

［**性味**］ 甘、涩,平。

[**归经**]　归心、肝、肾、大肠经。

[**功效**]　有镇惊安神、敛汗固精、止血涩肠、生肌敛疮等功效。外用龙骨吹入耳,有止血消肿、泻热祛湿等作用。

[**解释**]　因肝胆、三焦蕴热上扰,出现耳内流脓流血、耳痛等。本品能止血泻热。

六、沙　眼

单方:明矾

[**异名**]　白矾、矾石矾、生矾等。

[**主治**]　沙眼。

[**用量**]　1克。

[**用法**]　将明矾煎水,澄清后,点眼内2滴。

[**性味**]　酸、涩,寒。

[**归经**]　归肺、脾、胃、大肠经。

[**功效**]　有消痰燥湿、解毒杀虫等功效。

[**解释**]　因外感风热毒邪,出现眼部微痒、流泪等。本品能清热解毒。

单方:蒲公英

[**异名**]　茅萝卜、黄花草、仆公英等。

[**主治**]　沙眼。

[**用量**]　3克。

[**用法**]　将新鲜蒲公英洗净捣汁,点眼内1滴。

[**性味**]　苦、甘,寒。

[**归经**]　归肝、胃经。

[**功效**]　有清热解毒、利尿散结等功效。治急性乳腺炎、

疔毒疮肿、急性结膜炎等。

[**解释**]　因脾胃积热、内热毒邪交织,出现眼内干涩感、刺痒、视物疲劳等。本品能清热解毒。

单方:秦皮

[**异名**]　秦白皮、蜡树皮、苦榴皮等。

[**主治**]　沙眼。

[**用法**]　将秦皮水煎后,澄清,用药水洗眼。

[**性味**]　苦,寒。

[**归经**]　归肝、胆经。

[**功效**]　有清热明目、平喘止咳等功效。治目赤肿痛、迎风流泪等。

[**解释**]　因不洁之物壅滞眼内,出现眼干燥、灼热、胞睑肿硬等。本品能清热明目。

单方:猪胆

[**主治**]　沙眼。

[**用量**]　1个。

[**用法**]　将猪胆加少许生理盐水煎后,澄清,洗眼。

[**性味**]　苦,寒。

[**归经**]　归肝、胆、肺、大肠经。

[**功效**]　有清热、润燥、解毒等功效,治燥渴、便秘、目赤、喉痹等。

[**解释**]　因外感风热毒邪,内兼脾胃积热,内热与毒邪交织,使气血失调,出现眼睛干燥、奇痒、流泪等。本品能清热润燥、明目解毒。

七、耳 聋

单方:巴豆

[异名]　巴仁、贡仔、巴米、老阳子等。

[主治]　耳聋。

[用量]　0.6克。

[用法]　将巴豆与石菖蒲1克研细末,做丸,塞入耳孔内。

[性味]　辛,热;有毒。

[归经]　归胃、大肠经。

[功效]　巴豆有泻寒积、通关窍、逐痰行水、杀虫等功效。石菖蒲有开窍散寒的作用。

[解释]　因外感风寒内伤耳窍引起耳聋,出现耳鸣耳聋、头痛鼻塞等。本品能辛温散寒、开窍祛风。

单方:葱汁

[异名]　葱涎、葱油、葱涕。

[主治]　外伤导致耳聋。

[用量]　2滴。

[用法]　将葱汁滴入耳内。

[性味]　辛,温。

[功效]　有散瘀解毒、驱虫等功效。治头痛、尿血、痈肿、跌打损伤等。

[解释]　因外伤瘀血结聚,出现耳聋、耳肿、疼痛等。本品能散瘀开窍。

单方:细辛

[异名]　金盆草、山人参、少辛等。

[主治]　耳聋。

[用量]　1 克。

[用法]　将细辛研细末,用黄蜡做丸,塞入耳中。

[性味]　辛耳,温。

[归经]　归肺、肾经。

[功效]　有祛风散寒、行水开窍等作用。

[解释]　因风寒入里,出现鼻塞耳聋、头痛身冷等。本品能散瘀开窍。

单方:石菖蒲

[异名]　昌阳、水剑草、苦菖蒲、粉菖、剑叶菖蒲、山菖蒲等。

[主治]　耳聋耳痛。

[用量]　10 克。

[用法]　将石菖蒲研细末炒后,乘热塞耳。

[性味]　辛,微温。

[归经]　归心、肝、脾经。

[功效]　有开窍豁痰、理气活血、散风祛湿等功效。

[解释]　因外感风寒、内伤瘀血凝滞,出现耳聋、耳痛等。本品能活血开窍、散风祛湿。

八、声音嘶哑

单方：橘皮

[**异名**]　红皮、黄橘皮、陈皮等。

[**主治**]　失音。

[**用量**]　250克。

[**用法**]　将橘皮水煎服。

[**性味**]　辛、苦,温。

[**归经**]　归脾、肺经。

[**功效**]　有理气调中、燥湿化痰等功效。

[**解释**]　因风寒痰湿结聚于喉,出现失音、喉部不舒畅、咽痛等。本品能燥湿化痰。

单方：杏仁

[**异名**]　杏梅仁、苦杏仁、杏子等。

[**主治**]　猝哑。

[**用量**]　6克。

[**用法**]　将杏仁煎水服。

[**性味**]　苦,温;有毒。

[**归经**]　归肺、大肠经。

[**功效**]　有祛痰止咳、平喘润肠等功效。治外感咳嗽、喉痹、肠燥便秘等。

[**解释**]　因风寒袭肺或风热犯肺、气道受遏、肺气壅塞,出现突然声音嘶哑。本品能祛痰润肺。

单方:槐花

[**异名**]　槐蕊。

[**主治**]　失音。

[**用量**]　6克。

[**用法**]　将槐花在瓦上炒后(除火毒),然后调蜜服。

[**性味**]　苦,凉。

[**归经**]　归肝、大肠经。

[**功效**]　有清热凉血、止血等功效。治失音、喉痹、血淋、崩漏、风热目赤等。

[**解释**]　因体质虚弱、肺肾阴虚生热、虚火上炎于喉咙,出现咽干口燥、喉痒唇赤、失音等。本品能清热凉血、润喉。

单方:薄荷根

[**异名**]　野姜、山姜、阳荷等。

[**主治**]　风寒失音。

[**用量**]　100克。

[**用法**]　将薄荷根捣汁,调酒服。

[**性味**]　辛,温。

[**功效**]　有活血调经、镇咳祛痰、消肿解毒等功效。

[**解释**]　因风邪入喉,出现咽喉不利、声音嘶哑等。本品能祛风利咽、活血消肿。

单方:梨

[**异名**]　果宗、玉乳等。

[**主治**]　咳嗽、声音嘶哑。

[**用量**]　3个。

[**用法**]　将新鲜梨捣汁服。

[**性味**]　甘、酸,平。

[**归经**]　归肺、胃经。

[**功效**]　有生津润燥、清热化痰等功效。

[**解释**]　因感受风热之邪,出现咳嗽、声音嘶哑、咽痛、吞咽困难等。本品能润喉生津。

单方:诃子

[**异名**]　诃黎、随风子。

[**主治**]　嘶哑不能言、喉痛。

[**用量**]　1 个。

[**用法**]　将诃子含服。

[**性味**]　苦、酸、涩,温。

[**归经**]　归肺、胃、大肠经。

[**功效**]　有通利生津、消痰下气、敛肺除烦等功效。

[**解释**]　因风寒或燥热凝滞喉间,出现喉痛、吞咽困难、音哑不能言等。本品能通利津液。

单方:乌梅

[**异名**]　梅乌、橘梅肉、春梅等。

[**主治**]　音哑。

[**用量**]　5 枚。

[**用法**]　将乌梅水煎服。

[**性味**]　酸,温。

[**归经**]　归肝、脾、肺、大肠经。

[**功效**]　有收敛生津、安蛔驱虫等功效。

[**解释**]　因虚火上窜咽喉,出现咽喉干燥、红肿疼痛、音哑语轻等。本品能生津润喉。